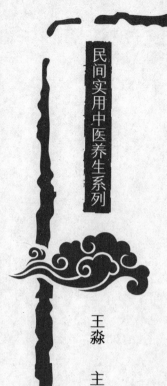

民间实用中医养生系列

祛除湿热

一身轻松

王淼　主编

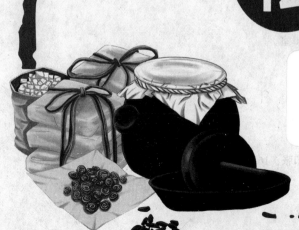

U0349535

天津出版传媒集团

天津科学技术出版社

图书在版编目（CIP）数据

祛除湿热，一身轻松 / 王淼主编—天津：
天津科学技术出版社，2015.12（2022.6 重印）
ISBN 978-7-5576-0696-1

Ⅰ．①祛…　Ⅱ．①王…　Ⅲ．①湿热（中医）—防治
Ⅳ．① R228

中国版本图书馆 CIP 数据核字（2016）第 008136 号

祛除湿热，一身轻松
QUCHU SHIRE, YISHEN QINGSONG
责任编辑：梁　旭
责任印制：赵宇伦

出　　版：天津出版传媒集团
　　　　　天津科学技术出版社
地　　址：天津市和平区西康路 35 号
邮　　编：300051
电　　话：（022）23332369（编辑室）
网　　址：www.tjkjcbs.com.cn
发　　行：新华书店经销
印　　刷：三河市刚利印务有限公司

开本：710×1000　1/16　　印张：16　　字数：200 000
2022 年 6 月第 1 版第 2 次印刷
定价：42.80 元

　　湿热是中医名词术语，是致病因素，属风、寒、暑、湿、燥、火（热）中的两邪，也是中医的证候名，比如湿热证，为湿热蕴结于身体之中，脏腑经络受阻而致。

　　长时间居住在潮湿之处，或生活在高温高湿的气候中，或喜欢吃甜而肥腻之品，或持久饮酒等，都很容易形成湿热体质。

　　受湿热侵袭的人应当从燥湿清热入手调节自身，饮食清淡，远离烟酒，避免住低洼潮湿之处，居住环境干燥、通风，保持规律的睡眠。

　　湿热滞留于脏腑经络，就会阻遏气机，损伤阳气，而且，湿性留着，黏滞难移，经常同定一处，病势难缠，不易痊愈。特别是湿邪和热邪相互勾结之时，想要祛除湿热就更是难上加难了。湿热勾结在一起，就会形成慢性、顽固性疾病，如感冒、咳嗽、胸闷、乏力、腹泻、腰痛腿肿、痤疮等症，湿热为"万病之源"，涉及身体的十二经络和其他地方，会

1

在不知不觉中危害人体健康，发现它的时候它通常已经引发疾病。

朱丹溪曾经说过这样的话："六气之中，湿热为病，十之八九。"治疗起来一向都非常棘手，缠绵而不易痊愈。

由此可见，祛除湿热并不容易。本书之中从认识湿热，到湿热的预警信号、湿热发生的诱因、辨清体质除湿热，再到湿热侵袭身体各个部位时的不同表现、祛除方法都做了详细的介绍，既包括经络疗法、饮食疗法、按摩疗法，也包括精神的调节，内容详尽而具体，让你清楚地认识自己出现的湿热是哪个部位、哪种类型、何种原因导致的，有针对性地祛除体内的湿热。

治疗湿热时通常要分清湿重和热重，湿重则以化湿为主，热重则以清热为主，在这个原则之下，根据湿热表现出的症状辨证施治，同时规范自己的饮食和生活，做到不暴饮暴食，少食油腻，不熬夜，适当运动等，离湿热远一点，离健康近一点。

目录

第五章　三焦生湿热，祛除湿热小病全消

第六章　肺被湿热伤，养好肺脏湿热自消

第七章　心包经受湿热扰，养好心脏湿热跑

第八章　肝胆被袭疼痛生，疏肝利胆疼痛消

第十二章　膀胱经湿热麻烦多，疏通膀胱无湿热

第十三章　认识湿热，不要让它损害你的健康

第十四章 防湿祛湿，日常调养食疗有方

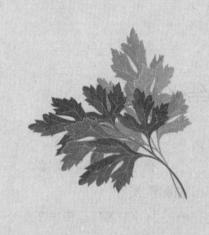

第一章
湿热发生，究竟是什么导致的

经常熬夜，肝胆郁结化成热

当今社会，人们在争抢的、争取的是时间，为了有更多的时间去做事，不惜牺牲掉占据我们人生中约 1/3 的睡眠时间，加班熬夜。

现在有很多人把自己当成机器，总觉得自己一天 24 小时不停运转才好，这样夜以继日地工作，对身体健康的危害是很大的，所以现在有很多人出现了失眠症状，生物钟紊乱，该睡的时候睡不着，不该睡的时候哈欠连天，身体的免疫力下降。从中医的角度上说，熬夜会损伤人体正气，导致体内的正气失衡，脏腑功能失调，特别是肝胆郁结化热，身体受湿热困扰，由此可见，确保充足的睡眠是非常重要的。

夜间 23:00 ～ 1:00 为人体阳气初生的时间，此时胆经当令，为心肾相交的时刻；凌晨 1:00 ～ 3:00 为肝经当令之时，肝主收藏，有藏血养血之功。若在这两个时间段还没有入睡，肝胆未能得到充足的休息，就会阴虚阳亢、容易动肝火。肝火缠身，肝失疏泄，肝气乘脾，脾失健运，则湿热缠身，就会损害身体健康。因此，晚上 11:00 之前一定要进入到睡眠状态，到第二天凌晨 3:00 的时候要进入到深度睡眠状态，如此才可确保身体健康，防止湿热缠身。这段时间进入深度睡眠状态为养生之重点，是确保身体气血正常运行，让身体达到和谐状态的基础。

但是有很多人说，不是我自己想熬夜，而是到了晚上就睡不着，而且有的时候是工作要求或者是推不掉的应酬。那么如果你必须熬夜，要怎么做才能避免湿热的侵袭呢？

首先，你要遵循"能不熬夜就不熬夜"的原则，尽量避免熬夜。

其次，如果当晚必须熬夜，一定要确保晚餐的丰盛，多吃些富含维生素的食物，避免吃肥甘厚味之品，适当吃些有滋阴清热之功的食物，熬夜的过程中注意补充水分，适当喝些枸杞大枣茶或者枸杞菊花茶，补水的同时还能去火。

第三，熬夜之后，适当睡个午觉，有利于精力的恢复。

第四，经常熬夜的人大都脾气不好，此时可以取咨询中医师，采用适当的药膳调理身体，以扶助正气，防止外邪侵袭体内。

第五，平时注意纠正自己的不良习惯和行为，睡觉之前不能吃太多，也不要吃油腻、易胀气的食物，不能喝浓茶和咖啡，看电视的时间不宜过久，不宜做剧烈运动，尽量避免各类娱乐活动，如打扑克、K歌等。依赖酒精或安眠药入眠的人要注意，它们虽然能在一定程度上促进你入眠，但是对你的身体健康的危害是非常大的，一定要杜绝这种做法。

春季，防风防湿保安康

季节不同，疾病的发生发展、预防也是不同的，根据季节的变化有侧重点地做养生保健工作，即可有效预防湿热的发生。

春季是万物复苏的季节，在这个季节里，寒气逐渐退去，阳气开始生发，在暖阳之中享受着温暖的春风，满眼的青翠，人的精神状态也会随之高涨。如果这个时候可以顺应春气生发，同时做好防湿热工作，不仅利于身体健康，还能有效避免湿热。

春季气温会慢慢升高，春风、雨水较多，此时应当注意风、热化"火"伤身，还要谨防湿热袭身，避风。春季的风是助热的重要外邪，从中医的角度上说，风生于热，以热为本，以风为标。湿热者如果身体中已经存在湿热，再加上外受风邪、温邪、湿邪，湿热病症就会加重，还会衍生出其他温病。

湿热蒙上焦会出现身热烦躁、神昏谵语等症；湿热结肠腑，可能会出现潮热、腹满疼痛、便溏涩、黏滞等症；湿热在下焦，会表现出身热心烦、口干苦、尿短赤、白带多等症；湿热在肌表，会表现出斑疹隐隐、舌红无苔、脉细数等。

因此，春季要做好避风工作，出门的时候戴好帽子、围巾，穿好外套。下雨的时候应当注意避雨，不能穿着湿衣服或披着湿发睡觉等。

春季时的饮食调理也非常重要，应当注意养肝，少吃酸味食物，稍微吃些甜味食物，春季肝气当令，肝气太旺会伤及脾胃，影响到脾胃的正常消化功能。而酸入肝，肝入脾，少酸多甜，既能避免肝气过盛，而且有利于脾气生发。脾气正常不虚，则不宜遭受湿热之邪。脾胃是湿热的传导之源，所以，只要脾胃之中没有湿热，肝和其他脏腑也就不会被湿热侵袭。因此，春季要少吃些酸味食品，适当吃些蛋白质、糖类含量比较高的食物，如新鲜果蔬、蜂蜜等；油腻食物也是要少吃的，因为大量摄入油腻之品会影响到脾胃的消化吸收功能，生湿助热，因此春季要清淡饮食，主食和杂粮搭配食用。

春季多风，容易耗散身体内的水分，所以要多吃些能够为身体补充津液的食物，如粥，粥中加些蔬菜或水果，不仅能增加粥的风味，而且能助春阳的生发。

早春时期后潮湿，人很容易表现出身体倦怠、胸闷、腹泻、食欲下降等症，少数人还会出现湿疹、关节疼痛等，因此饮食上应当注意摄入一些有除湿功效的食物，如薏苡仁、红豆等；生湿的食物最好不要吃了，如肥甘厚味、辛辣刺激之品，以及榴梿、杧果等。

夏季，避免贪凉防湿热

夏季天气炎热，很多人穿得少、吃得凉、吹得冷。我认识一个女孩儿，刚二十出头，是个典型的潮流女性，到了夏季，超短、空调、冷饮从不间断，但是后来她却发现自己的身体状况越来越差，常常口臭、唾液黏腻，大便不爽，满脸是痘，而且伴随着腰痛、白带增多、绵延不断，小便黄涩难下等症。后来找我看病，我发现她已经患上了湿热，她非常疑惑，不知道自己为什么会得上这样的病。

湿热的诱因主要有两个：内因，先天不足，体质因素导致身体中的湿热较重；外因，饮食无忌，喜欢吃生冷，过寒就会伤脾胃。其实，即使是炎热的夏季也不能大量吃生冷之品，否则会伤及身体中的阳气，诱发脾肾阳虚，运化不足，身体中的湿热无法运化，湿热积聚，郁而成湿，久而化热，身体就会表现出湿热症状。因此，这个姑娘就是因为夏季贪凉而出现了湿热症。

此外，中医认为脾和湿相应，而夏季是健脾的重要时节，不注意保护脾胃，或者不注意防湿，暑湿就会伤及脾胃，出现脾胃湿热症。人体受到湿热侵袭就会出现湿热相蒸，表现出青春痘、头发油腻、脱发、中暑、头昏、热痢等。时间一久，湿热结伴，相互蒸腾，就会损伤五脏六腑，表现出全身不适。因此，暑夏季节不但要注意防暑降温，还应当注意健脾养胃、除湿邪。

到了夏季，为了避免湿热伤身，应当注意少吃冷饮，不要因为怕热而贪凉，可以反其道而行之，比如吃些葱、姜、蒜，喝些温的淡茶水，既能保护我们的脾胃，又能避免过冷而湿邪伤身。

晚上睡觉的时候不能冲着风口，还应当注意盖好被褥，所穿的衣服一定要干燥，能吸汗，宽松，舒适。避免睡潮湿的屋子，被褥要勤晒洗，不要坐在露天的木头上，因为露天木头表面看着干燥，经太阳一晒就会散发潮气，坐久了会诱发皮肤病、痔疮、风湿、关节炎等。

饮食上尽量避免吃肥甘生冷之品，多吃清淡、容易消化吸收的食物，若脾虚湿困，可以采用健脾法祛湿，吃些健脾食物，如莲子、芡实、鸭子等；或是吃些祛湿食物，如薏苡仁、莴笋、扁豆、冬瓜等。

夏季防湿应当从生活的细节着手，以免发生湿热伤身。每天晚上睡觉以前用热水泡泡脚，能有效防治湿热缠身。

秋季，滋阴润燥平阴阳

立秋时天气依然较热，再加上秋季不时的一两场雨水，导致湿气较重，天气的主要特点就是湿热，因此，此时还要注意防湿热。到了中秋，天气就会逐渐转凉，气候开始变得干燥，这个时候应当注意滋阴润燥。

在前面的章节之中我们提到过六邪：风、寒、暑、湿、燥、火，这六邪都是致病因素，可以相互转化。因此，秋季防湿热的时候还要注意防燥。

燥邪伤肺，肺的正气被伤就会导致外邪侵袭，秋季来临前，人体中仍然有残留的湿热邪气，不注意润燥养肺，肺就会在湿热之邪的侵扰下发生疾病，甚至诱发肺湿热。湿热从上焦传到下焦，因此，秋季不注意养肺，身体就会生出湿热。

滋阴润燥最常见的方法就是食养法，平时可多吃些百合、银耳、甘蔗、萝卜等。还要注意谨防湿火。润燥但却易生湿热的食物应当少吃或不吃。吃润燥的食物时可以加些化湿清热的食物。

秋季应当注意保养肺脏，因为肺怕燥，可以吃些养肺的食物，主动咳嗽，采取循经按摩的方法养肺。适当选择些有滋阴润肺之功的中药材做成药膳，如西洋参、太子参、白果、白芍、莱菔子、莲子、核桃仁等，这样秋季时即可确保体内阴阳之气的平衡，身体即可有效避免外邪的侵袭。

秋季滋阴润燥的过程中应当掌握好补益的度，不能太过，防止产生湿热，损伤身体内的正气，危害健康。

冬季，补益适度避湿热

冬季天气寒冷，很多人选择待在家里，煲煲汤、吃点滋补之品什么的，因为冬季要"藏养"，人与自然是不可分割的，与自然息息相关，养生当然也要顺应四时的变化，达到"天人合一"，这样才能确保身体健康。

随着生活水平的提高，人们夏季时居住的房屋非常温暖，穿着单衣盖着薄被还冒汗，在这种情况下，阳气很容易外泄，无法藏住精气，这样一来，人会很容易生病，湿邪趁机入侵体内。

冬季时外面大雪纷飞、寒风凛冽，很多人都喜欢待在家里，特别是北方人，喜欢躺在热炕头，吃着烤地瓜，每天以火锅为主，时间一久，身体的热量就高了，开始出现不适症。冬至是一年之中阴气最盛的一天，从这天开始进入数九严寒。身体外的阴气旺盛，而吃了过多温热滋补食物，过度保暖的人胃内很容易烦热，这就是冬季湿热袭身的罪魁祸首。

之所以出现湿热，首要因素就是消化功能的失常，胃热烦热、脾虚运化无力，无法运化身体中的湿气，郁久成湿，慢慢地化成热，因而容易生湿热。

特别是现代人，生活水平提高了，整天大鱼大肉地吃着，火锅、烧烤不断，肥甘厚腻、辛辣刺激、生冷寒凉无一不沾，在这种情况下，身体和自然界失去"相合"的条件，阴阳失衡，津液停滞，运化不足，湿气积聚，时间一久就会化热，体内产生出湿热。

冬季养生应当遵循"天人合一"的理念，可以进补，但一定要适度，不能补过头，也不能保暖过头，饮食尽量清淡一些。

已经出现湿热的人要注意舒缓情志，保持良好的心态，避免熬夜、过度劳累，保持二便畅通，做好个人卫生，以免患上皮肤病，戒烟限酒。平时吃些薏苡仁、莲子、红小豆、鲫鱼、冬瓜、芹菜、空心菜等有祛除湿热之功的食物。

盲目用药，诱发湿热

中国有句古话"是药三分毒"。的确如此，虽然药物能改善你身体上表现出来的不适，但同时也会危害到你的身体健康。《黄帝内经》之中用药非常讲究，将药分成大毒、常毒、小毒、无毒，治疗疾病的时候，要求大毒治病，十去其六；常毒治病，十去其七；小毒治病，十去其八；无毒治病，十去其九。由此我们不难推断出，每种药物本身都不是十全十美的，用药的过程中一定要谨慎，尽量选择少毒高效的药物，坚决杜绝盲目用药。

药物进入到人体之后，攻击邪气的同时还会损伤正气。人体的阴阳本来处在平衡状态，服药之后，内部环境会被破坏，平衡消失，外邪趁机入侵体内，这其中就包括湿热，内外都可能致病。因此，用药的时候一定要谨慎，以免伤及正气，导致湿热缠身，诱发湿热病。

而且很多药物性热、黏腻，如五味子、人参、鹿茸、肉桂等，盲目服用会伤害身体，诱发湿热。其他中药可以根据性味和归经不同，使用的过程中不同的药物会破坏人体的阴阳平衡，也是导致邪气缠身的原因之一。其实很多中药都可能诱发湿热等诸邪。

西药，特别是抗生素，属于苦寒药，很容易生湿热，而且对脏腑的伤害比较大，长时间服用西药类药物，体内的正气会逐渐虚衰，导致邪气缠身。

保健品也是不能乱服的，如今市面上出售的很多保健品的配方都是有问题的，很容易损伤人体的正气。补药多为湿补药，长期服用体内会生湿热，对身体健康有害。

有些女性看到自己的脸上长了痘痘就非常生气，滥用清火药，而且认为清火药是可以随便吃的，岂不知清火药大都为苦寒药制成，长期服用难免会导致身体寒凉，脾胃难以承受就会生湿热生寒，危害身体健康。所以，服用清火药也是要慎重的。

用药一定要遵循"合理"的原则，千万不能滥用，也不能盲目大量地应用，一定要遵照医嘱服药，因为医生懂得如何辨证施治，有针对性地治疗你所出现的病症。选择药物的时候一定要注意高效低毒，治疗疾病的同时将药物对身体的危害降到最低。

烟酒过度，滋生湿热

日常生活中，抽烟喝酒的人占很大一部分，它们也是人际交往过程中的"媒介"，虽然如此，但它们带给人的危害还是不能被忽视的。这就是为什么公益广告、甚至在产品包装上都会标明它们的危害。

香烟在燃烧的时候会释放 38 种有毒物质，包括焦油、一氧化碳、尼古丁、二噁英等，对口腔、喉部、气管、肺都有损害。一项调查结果显示，抽烟的人得肺癌、胃癌、胰腺癌、膀胱癌、肝癌、鼻窦癌等的概率都非常高。并且，心血管疾病、糖尿病、猝死综合征、呼吸功能下降、中风等都和吸烟有关。由此可见吸烟的危害有多大。

如果说摄入热性、肥腻的食物会滋生湿热很容易理解，烟酒是怎么产生湿热的呢？

酒，性热而有毒，湿中发热，近于相火，因此会助湿热产生，所以要少喝。而烟性热味辛，有毒，伤肺气。过度吸食烟酒，会伤及体内的阴阳，助湿热产生，因此要戒掉，防止其伤害身体。

吸烟伤肺，损伤肺气，肺主气，主水液，肺气虚，身体健康就会出问题，五脏六腑出现相应的疾病转化，气血、阴阳失衡，人就会容易生病，生出湿热。而且烟草是草木，草木可以生火，经常吸烟会产生口干口渴等症，烟雾由于火热而生燥邪。烟雾又是秽浊之邪，吸烟就相当于将火热秽浊吸入体内，集火、热、燥、涩、浊、秽、毒于一体，属复合性致病因素，对身体的伤害非常大。不仅会伤及正气和五脏，而且本性质热，生湿热是肯定的。

酒性本来就气热而质湿，气滞为水湿停聚的重要因素。酒伤脾脏、肝脏、肾脏，饮酒之后，酒精会进入到这些脏器之中消耗、代谢，酒热里面带湿，很容易伤及脾胃和肝胆，诱发一系列病症。比如，酒精麻醉脾，导致脾停滞，丧失调度功能，消化功能变弱，浊气入侵机体之后会危害机体健康。饮酒之后湿热还会影响到肝胆的疏泄。嗜酒过度，容易成酒劳，表现出脘腹胀满，胃纳减退，口苦口腻，舌苔厚腻等症。有些饮酒成积的人会表现出面目俱黄、口干渴，腹胀的时候呕痰水或腹痛泄泻等。

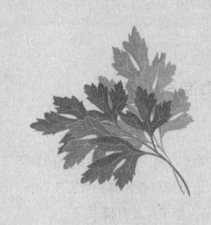

第二章
湿热出现，身体发出预警信号

依起床感觉，辨体内湿热与否

很多人都有这样的体会，偶尔有一天起床的时候，突然感觉自己的身体非常不舒服，不像以往那样解乏、轻松，而是睡好像没睡一样，头昏，没精神，很累，浑身疼痛、不清爽，就好像身上穿了件湿衣服。

其实，这就是典型的身体湿热症，湿热初起，大都滞留于肌表，湿热比较重，卫阳郁遏严重，也就是皮肤屏障防卫机能下降了，而且湿热容易导致"上蒙清阳"，表现出身重头痛。早在《黄帝内经》之中就曾对湿热有这种说法："因于湿，首如裹。"也就是湿缠身，就会表现出好像裹着湿衣的感觉，加入热邪伤害，湿热相合，就会导致"上蒙"清阳，出现头痛身重。

由此我们不难看出，人在遇到湿热的时候出现上述反应很正常，这也是判断湿热的重点症状。这种症状通常在暑夏季节更为突出，不过对于湿热严重的朋友来说，一年四季都可能出现此类症状。

《黄帝内经》之中有云："膏粱之变，足生大疔。"意思就是说，经常吃味厚、脂多、油腻的食品，身体中就会生出湿热，容易患疔疮类疾病。《读医随笔》之中提到："病痉者，其人必平日湿重而气滞，或血燥气涩也。"意思就是说，湿热体质者身体中的湿气较重，易导致气滞，或有血燥热、气机不畅。《温热论》上面提到："有酒客里热素盛，外湿入里，里湿为合。在阳之躯，胃湿恒多；在阴之体，脾湿亦并少，然其化热则一。"意思就是说，经常喝酒、内热盛的人，容易受外湿侵袭，进而生出湿热。阳热者，多存在胃湿；阴盛者，多存在脾湿，有湿的人受外邪侵袭就会形成湿热。

如果你经常清晨起床之后发现自己出现上述症状，要及时去看中医，确定自己是否出现湿热症状，及早将身体中的湿热祛除，为健康打好基础。

湿热体质的朋友平时最好清淡饮食，吃些有利水、化湿、补养脾胃、养肝养血的食物，还可采取宣透化湿、通利化湿之法祛除湿热。宣透即通过散热、泻火、解毒、去浑浊黏液的方法；通利化湿就是通过利水、清热、渗湿、泻下的方法祛除湿热。

湿热患者应该注意，酒会伤及肝胆脾胃，易生湿热，湿热体质者应当注意戒除烟酒，同时注意少吃辛辣燥热、大热大补、肥甘味厚的食品。

看粪便，辨体内湿热与否

当人体中有湿热的时候，脾胃就会受到伤害，因此，从大便的形状也能判断出你的身体中是否有湿热。

记得有一次，一位十七八岁的姑娘来到诊所看病，姑娘是来看脸上的痘痘的，为她诊治的时候，我询问了她一些病症，问到大便情况时，她告诉我，自己的大便几乎没有成形的时候，而且非常黏滞，经常黏在马桶上。

通过姑娘的描述和她所表现出来的症状：痤疮鲜红或伴随着脓包、小便赤、舌质红润、舌苔黄腻、脉滑数等，最终确诊她出现的是湿热型痤疮。

患者的大便黏滞不爽，不成形，如同溏泥，不过并不是泄泻，此即为湿热体质或湿热患者的特殊现象。《难经》提到："湿盛成五泄。"《临证指南医杂泄泻》上面也提到："泄泻，注下也……飧濡之完谷不化，湿兼风也；溏泄之肠垢污积，湿兼热也；鹜溏之澄清溺白，湿兼寒也；濡泄之身重软弱，湿自胜也；滑泄之久下，不能禁固，湿胜气脱也。"都在强调不管是哪种泄泻都和湿有关。观察一下自己的大便是不是排泄不畅、黏盆、恶臭、次数少，没有腹泻和溏泻的次数多，而且伴随着湿热症等体征。

此外，湿热体质者的小便通常黄或溲臭、短涩，因此，当你大便黏滞、欲便不得，而且伴随着小便黄、短涩、有溲臭时即可断定自己的身体中有湿热，要及时调理身体。

看舌头，辨体内湿热与否

舌头是中医看病的主要身体部位之一，舌苔是中医辨诊时的最常观察的部位，很多时候，从舌苔的多少和颜色即可判断出一个人的身体状况，下面我们就来介绍一下通过舌苔辨别身体是否湿热的方法。

湿犯三焦，湿盛于热，表现出舌苔薄腻，整天身热微恶寒、头痛体疼，脘痞胸闷，口不渴，汗出而热减，继而复热；湿犯三焦，湿热均等，舌苔白腻而不润，中心微黄，整天热重寒轻，症状时发时伏，类似寒热往来，胸闷胁痛，口苦，尿赤而少，渴不多饮，脉弦细濡数；湿犯三焦，热胜于湿，舌苔腻少润，成天身热不恶寒，有寒热不退，心烦口渴引饮、尿黄赤而少。

湿热在脾胃，湿盛于热，舌苔薄白，午后或傍晚开始身热恶寒，头痛体酸痛，倦怠无力，脘痞胸闷。或额热四肢冷，有微汗或无汗，口淡无味，脉中取濡缓；湿热在脾胃，湿热均等，舌苔白腻，午后或傍晚开始身热，不恶寒，有寒热不退，胸脘脾闷，口渴欲饮，脉内取濡数；湿热在脾胃，热盛于湿，舌苔薄腻而黄，午后壮热不恶寒，脘闷有汗，体湿上升的时候会面赤心烦，口渴引饮，尿赤，脉中取濡数，病延多日不愈。

湿热蒙蔽心包，舌体肥胖，舌苔腻而润，身热不扬，脘痞胸闷，体重倦困，神志时清时昧，间有谵语。这个时候热蒸会上蒙心包，和热传营分内陷心包者有原则区别。

通过上述介绍我们不难看出，身体有湿热的时候舌苔会表现出厚腻、白腻或黄厚腻等。舌边有齿痕或压迫的痕迹，通常预示着脾阳虚衰、水湿内停。

如果舌头上出现红色的颗粒，触摸的时候能够感觉到刺手，有红色或黑色点刺，多发生在舌尖，舌色鲜红或绛红色。舌边芒刺说明肝胆热盛；

舌中芒刺说明胃肠热盛。

通过观察舌相判断体内是否存在湿热，断定身体内有湿热后，要及时去看中医，争取早点将身体中的湿热祛除。

嘴唇"失色"，脾胃湿热

我认识一个北京女孩，虽然不是四川的辣妹子，但吃起辣椒来丝毫不逊色于四川妞，不管是春夏秋冬，吃饭前先摆出一罐辣椒。平时没事就去吃各种辣味小吃、辣味火锅。但是后来，她却被一个现象困扰了。

一次偶然的机会，我们碰面聊了起来，她告诉我，自己的嘴唇经常发生脱皮，到了冬天就更难受了，嘴唇会裂开，很疼，只要忘记涂抹润唇膏，嘴唇就会起屑。她问我有没有什么外涂药能够改善她出现的状况。

其实，这个女孩所出现的就是医学上提到的慢性唇炎，中医上称其为"唇风"。主要为过食辛辣厚味，导致脾胃湿热引起的。《黄帝内经·素问·五脏生成篇》中说："脾之合肉也，其荣唇也。"这句话的意思就是，脾主肌肉，口唇为肌肉组织，因此嘴唇是脾脏之外华。反过来，口唇的形状、色润也反映着脾胃运化水谷精微的状态。脾气健运、气血充盈，口唇就会变得红润；脾失健运、气血缺乏，口唇就会发白无华；脾胃湿热，嘴唇就会表现出红肿、脱皮、皲裂、糜烂等症状。

针对女孩的情况，我嘱咐她从补脾养胃，除湿清热着手。我给她开了三个疗程的相关药方，同时嘱咐她回去之后要清淡饮食，不要再吃辣椒，而且给她推荐了茯苓红枣粥，让她回去之后坚持烹调、服食。此粥有补益脾胃、养血补气、清热除湿之功，每天服食 1 次，最少连续吃 3 个月。

茯苓红枣粥的具体做法：取白茯苓 30 克，红枣 10 枚，薏苡仁 50 克，粳米 50 克，冰糖适量；红枣切成两半；白茯苓、薏苡仁、粳米分别淘洗干净之后和红枣一同放入锅内，倒入适量清水，开大火煮沸，之后转成小火煮 20 分钟，熄火，根据个人口味调入适量冰糖，搅拌均匀，等到冰糖溶化即可。

女孩回去之后按照我的嘱咐规律自己的饮食，同时每天抽空熬茯苓红枣粥来吃，服药三个疗程之后，女孩打电话告诉我说自己的唇炎已经有所改善，现在嘴唇已经有些红润之色了。

看眼睛，辨体内湿热与否

看到这个题目可能有人会疑惑，从眼睛怎么看湿热呢？记得有一次同学聚会，其中一位同学突然问我："你看看我的眼睛，为什么不像别人的眼睛那样黑白分明呢？总是黄黄的。"后来我对那位同学做了仔细的检查，断定她的体内有湿热，眼睛之所以会黄，和湿热有很大的关系。

从中医的角度上说，眼睛是诊断疾病的重要依据。一般来说，眼白发黄和肝胆有关。临床巩膜色黄、肝黄、尿黄是黄疸，而黄疸属于湿热的范畴。所以，当你发现自己的眼睛发黄时，应当先考虑自己是不是湿热体质、是不是气血方面出了问题。

我们的五脏六腑精气都注于目，眼睛和身体经脉相连通，眼睛发生任何变化都和五脏六腑有关系。一旦眼睛发生异常，肯定是气血出了问题，不过气血不足、气血瘀滞通常会表现出眼睛黯淡而无光、干涩、有血丝等，通常不会有黄的表现。

如果眼睛只是看起来有点黄，却不是黄疸那种黄，而且伴随着眼皮水肿，常常眼眵多，则可断定是湿热导致的。临床上，中医认为上眼皮水肿为湿热所致，而下眼皮肿为阳虚所致，眼眵多多为湿热所致。

所以，如果你发现自己的眼睛发黄、眼眵多，应当及时去中医那儿做检查，看看是不是湿热所致。

看皮肤，辨体内湿热与否

身体发生了不适，很多时候都能从皮肤上反映出来，现代医者主要从皮肤的颜色、皮肤上是否生痘疹疔疮两方面来判断体内是否存在湿热。

如果皮肤发黄，呈橘黄色，则为湿热熏蒸，中医临床上的常见症状就是湿证和虚证，和脾胃湿热或肝胆湿热无法运化身体中的水分有着密切关系。

此外，皮肤经常出油、长痘痘，都和湿热有关，多数皮肤爱出油、头皮爱出油的人身体中都有湿热。

皮肤湿疹是常见的皮肤病，它也和湿热有关。从中医的角度上说，皮肤湿疹主要为先天不足或后天脾胃运化失职，导致湿热蓄积于肌肤所致。湿邪最显著的特征就是缠绵难断、迁延不愈，症状时轻时重，经常会持续数月或数年，甚至数十年不愈。主要表现包括：病变部位瘙痒无度，甚至剧痒难忍，局部潮湿、糜烂、流滋。上面覆盖一层鳞屑，有时候会结黄色的痂片，有些皮肤增厚粗糙。

因此，只要皮肤发生湿疹，就要及时咨询中医自己的体内是否有湿热。此外，荨麻疹、牛皮癣、神经性皮炎、脓疱疹、痤疮等都是以湿热为患的皮肤病，辨证施治即可痊愈。

闻口气，辨体内湿热与否

中医大夫说，湿热体质的人很容易口干口臭，所以平时要注意少吃辛辣之品，避免过度劳累。

通常情况下，湿热体质者很容易长粉刺和疮疖，舌苔黄腻，一开口就可以闻到异味。受到口气的困扰，多数人首先想到的就是认真、仔细地刷牙，做好口腔卫生。其实，除了口腔卫生、脏腑疾病、不良饮食会导致口臭外，湿热同样会导致口气，因此，判断身体是否有湿热时，口气是个重要的依据。

东哥是我的一个远房亲戚，本来是个很热情的人，可最近几年，我们都发现东哥不像之前那样善言谈了。仔细询问才得知，原来东哥不知道什么原因出现了口臭，我仔细观察东哥，发现他满脸都是大红痘痘，皮肤湿润，油光满面，体味有些大，他告诉我，自己的大便黏腻不爽。我让他将手背贴近口鼻，呼气，说出真实的感受，他告诉我，自己只觉得一股热乎乎、湿乎乎的气袭来，还夹杂着臭味。

其实，他所出现的这一系列症状总结起来就两个字——湿热。他的口气"蒸手"，说明为阳证或热证；湿润，说明有湿气；有臭气，除了与饮食有关外，还和消化系统疾病有关。脾胃积热和饮食有关，若脾胃湿热，就会导致腹气不同，胃热无法下泻，导致胃肠不佳，出现口气难闻。因此，能从患者的口气判断出他出现的是湿热症。结合他伴随着口苦症状，以及他的外在表现，更加确定他所出现的口臭是湿热所致。

所以，当你突然感觉到自己有口气的时候，结合自己的外在表现、大便状态、身体感觉等，即可判断出自己是否为湿热体质。也可以咨询中医辨证施治。如果确定是湿热体质，平时应当多吃新鲜果蔬，忌食辛辣刺激之品，戒烟限酒。

其他预警信号，辨体内湿热与否

除了前面提到的一系列症状之外，还有一些症状也能证明你的体内存在湿热，下面就来详细地为大家介绍一下：

湿热多在夏天犯病；犯病的时候浑身无力、烦热、胸痞等；食欲降低，口渴恶心；发热怕冷交替出现；多在午后发热，而且不会由于出汗而症状减轻；尿频、尿急、涩少而痛；腹痛腹泻，甚至里急后重，泻下脓血便，肛门灼热等。

不管身体上表现出的是哪种湿热症状，都要注意综合所有症状辨证施治，特别是涉及湿重还是热重，是上寒还是下热，是上热还是下寒的时候，都一定要辨证施治，这样才能将疾病根治。中医将湿热证分为以下几个型：

1. 脾胃湿热证

主要症状：脘闷腹满，恶心厌食，大便溏稀，尿短赤，脉濡数。

治疗方法：清热化湿。

主治方剂：藿朴夏苓汤：藿香，厚朴，半夏，茯苓，杏仁，薏苡仁，白蔻仁，猪苓，泽泻，淡豆豉。

2. 肝胆湿热证

主要症状：肝区胀痛，口苦食欲差，或身目发黄，或发热怕冷交替，脉弦数。

治疗方法：清热利湿。

主治方剂：龙胆泻肝汤：龙胆草、柴胡、栀子、大黄、黄芩等。

3. 大肠湿热证

主要症状：腹痛腹泻，甚至里急后重，泻下脓血便，肛门灼热、口渴，尿短黄，舌红苔黄腻，脉滑数等。

治疗方法：清热利湿、行气导滞。

主治方剂：白头翁汤：白头翁、黄柏、黄连、秦皮、藿香等。

4. 膀胱湿热证

主要症状：尿频尿急，尿道灼痛，尿黄赤短少，小腹胀闷，或伴随着发热腰痛，或尿血，或尿有砂石，大便干，舌红苔黄腻，脉数。

治疗方法：清热利湿。

主治方剂：八正散：金钱草、车前子、木通、淡竹叶、大黄、益母草、泽泻、茯苓、扁蓄、石苇等。

5. 湿热痹证

主要症状：骨节和肢体烦疼，或关节红肿疼痛，或寒战身热、面目萎黄、口干不欲饮、舌苔黄腻、舌质红、脉濡数或滑数。

治疗方法：清热宣痹。

主治方剂：白虎加术汤：苍术、石膏、知母、粳米等。

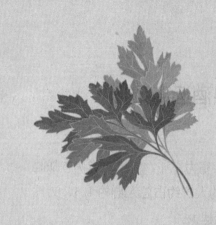

第三章
认清体质，才能根除体内湿热

平和体质者，戒烟限酒远离湿热

平和体质者的主要特征为：体态适中、精力充沛、脏腑功能状态强健的一种体质状态，又叫平和质，这种体质的人群约占总人群的 1/3，男性比女性多，年龄越大者，属于平和体质的就越少。

平和体质者一般不容易生病，情绪比较稳定，对环境、气候变化的适应能力比较强，生病后的治愈也比较容易，虽然平和体质者的基础比较好，但也并不意味着就可以"为所欲为"了，应当时刻关注自己身体状况。

前段时间有个 20 岁出头的小伙子来诊所看病，他告诉我，自己之前的生活非常规律，身体状况一直很好，但是自从毕业之后参加工作，就开始陪客户、吸烟喝酒、熬夜加班等，最开始没觉得怎么，但是这样的生活持续了一年之后，明显感觉自己的身体状况大不如从前，三天两头感冒、上火，几乎就没有好的时候，这次就是因为感冒咳嗽来看病了，因为这些症状已经持续了一个星期，药没少吃，可就是不见效。

他的主要症状为：痰不多、黏稠，有时干咳，午后低烧，总觉得口干却不怎么想喝水。他的舌红，舌黄厚腻，脉濡滑。经过诊断，我断定他出现的是湿热蕴肺、肺气失宣之证。给他开了麻杏薏甘汤的加减方，同时嘱咐他回去之后戒烟限酒，禁止加班熬夜。

回去之后，小伙子按方服药，同时戒烟限酒，经过一段时间的调理之后，身体慢慢恢复到了健康状况。

实际上，这个年轻人原本身体状况非常好，属平和体质，可就是因为他改变自己之前的规律生活，烟酒无度，才使得原本让人羡慕的平和体质多了湿热。

从中医的角度上说，烟草性温燥，点燃的烟草属性"热毒燥邪"，长期吸烟，火热的烟毒上熏会灼伤肺液，煎炼成痰；过量饮酒会在体内化成湿热之邪，诱发肝郁气滞，水湿不运，痰浊内生。由此可见，烟酒无度，势必生湿热，也是平和体质者的体质出现偏颇的重要原因。

平和体质者在体质出现偏颇的时候，最好不要通过药物纠正阴阳之偏正盛衰，否则反而容易破坏体内的阴阳平衡，可以采用饮食调理之法，做到清淡饮食、无偏嗜，切忌无病乱补。

没事的时候可以熬上一碗"五行粥"来吃。具体做法：取黑糯米、赤小豆、绿豆、白芝麻、玉米各少量，一同放入干净的容器中，倒入适量清水浸泡一夜，按照常法熬粥，早餐食用。这种方法对平和体质者的健康大有益处。

此粥之中的黑糯米是黑色，对应的是肾；赤小豆是红色，对应的是心；绿豆是青色，对应的是肝；白芝麻是白色，对应的是肺；玉米是黄色，对应的是脾。将五种食材搭配在一起，能补益五脏，非常适合平和体质者日常食用。

此外，熬夜也是平和体质者的大忌，一定要顺应自然界的变化规律自己的作息习惯，避免过度劳累，尽量在晚上 11:00 以前进入到深睡眠的状态。

阴虚体质者，补足阴液身体健康

阴虚体质是指脏腑功能失调时，易使得体内阴液不足，阴虚生内热的症候，常表现出形体消瘦，两颧潮红，手足心热，潮热盗汗，心烦易怒，口干，头发和皮肤干枯，舌干红、少苔，甚至光滑无苔，主要为燥热之邪外侵、过食温燥之品、忧思过度、房事不节、久病等导致的。

有的人性情急躁，外向好动，不管是春夏秋冬都非常怕热，而且容易上火，是典型的"光吃饭不长肉"一族。此类人由于体内的津液、精血等亏虚，无法滋润、制约阳气，因此常常会表现出消瘦、面色偏红、口干舌燥等。

从中医的角度上说，"阴常不足"，因此阴虚比较常见。日常诊断中，女性出现阴虚的更多一些，特别是更年期女性。

曾经有位40出头的女士来诊所看病，她告诉我，自己是某公司的主管，最近一段时间却被"上火"困扰得无法好好工作，常常夜间发热、盗汗，睡眠质量不佳，腰酸乏力，心烦气躁，口腔溃疡、口干、手足心热等症状也跟着袭来。

眼前的这位女士个头虽然不矮，但是很瘦，一副精明能干的模样。我对她做了一番检查，发现她的舌质干红、无苔，脉细数，从她的症状和脉象中我推断出她出现的是典型的阴虚症状，所以给她开了滋阴润燥、益气养血之方，同时嘱咐她回去之后规律自己的生活，千万不能太过劳累，保持情绪的稳定。之后我又给她推荐了一个食疗方——海参当归汤，嘱咐她回去之后抽时间烹调来吃。

具体做法：取海参、黄花、荷兰豆各100克，当归30克，百合20克，姜丝10克。海参发好之后去掉内脏，洗净，放入锅中，倒入适量清水煮50分钟，之后用原汤浸泡一天一夜；水烧热之后，放入海参，1分钟捞出；重新起锅，倒入适量植物油，油热后放入姜丝爆香，之后放入泡好的黄花、荷兰豆，倒入足量清水，放入当归煮沸，最后加入百合、海参，开大火煮5分钟，调入适量盐、胡椒即可。

此汤有固本补气、滋阴润燥、补肾益精之功，常喝能改善腰酸乏力、困乏倦怠等症。

阴虚体质者的症状容易在干热少雨的季节变得更加严重，所以平时一定要注意调理自己的身体，适当吃些能滋阴清热、生津润燥的食物，尽量避免熬夜、做剧烈运动，也不要在高温酷暑的环境中工作。规律自己的作息时间，适当午休，睡好子午觉。

阳虚体质者，扶正阳气温暖身心

阳虚体质就是指人体脏腑功能失调时所出现的体内阳气不足、阳虚生里寒的表现，主要表现包括：面色苍白，气息微弱，体倦嗜卧，畏寒肢冷，浑身无力或肢体浮肿，舌淡胖嫩边有齿痕，舌苔淡白，脉沉微无力，主要诱因：先天禀赋不足、再加上寒邪外侵或过食寒凉之品、忧思过度、房事不节、久病后。

阳虚体质者表现出的通常都是寒相，不过由于人体过度耗损真阳，导致阳气缺乏，浮越于上，就会表现出身热、面赤等假热之象。在这种情况下，不管是用药还是饮食都应当注意温阳、潜阳，不能因为看到表面的热象妄用寒凉之品清热去火，否则表象虽除，但阳虚会更甚。

前段时间有位患者因长期失眠而找到我，他告诉我，为了治好失眠，他可是费了不少心思。他是个公职人员，有自己的私营饭店和网店，每天下班之后他都奔波于饭店和网店之间，夏天的时候饭店要到深夜一两点钟才打烊，他就熬到深夜一两点钟，长此以往，即使工作不忙碌的时候自己晚上也睡不着了，躺在床上辗转反侧。而且经常上火，头又热又晕又胀，自行服用了些祛火药，一开始效果还行，但是吃着吃着就觉得祛火药没什么效果了，于是就开始靠吃冷饮为自己降火。

我对他做了一番检查，发现他的舌质淡，舌苔白而润，脉虽洪大，不过按之无力，是典型的阳虚阴盛之证。我给他开了扶阳抑阴的药物，同时嘱咐他回去之后纠正自己的熬夜习惯，冷饮暂时不要吃了。

经过一段时间的调养之后，那位患者打电话告诉我说不仅自己的睡眠得到了显著改善，平时的多汗、痛经、小便清长也都得到了改善。我便让他停药，通过食疗之法巩固疗效。我给他推荐的食疗方是——补肾祛湿健脾汤。

　　具体做法：响螺 500 克，干鸭肾 2 只，栗子 20 克，茯神、薏苡仁、淮山、扁豆各 2.5 克，果皮 1 片。将干鸭肾洗净之后放到清水中浸软；果皮浸软后去瓤；其他材料冲洗干净后备用；响螺切开去肠脏，飞水去潺；锅内倒入适量清水，放入所有材料，水沸后转成中火，煲 3 小时，调入适量盐即可。

　　此汤之中的响螺能清肝润肺，滋养内脏，化痰消积，镇肝熄风；干鸭肾有健脾消食积之功；栗子中含大量淀粉质、糖、蛋白质、维生素，可厚胃肠、补肾气、治肾虚、腰腿无力，还可止泻益肠；茯神有安心宁神之功，能用于心肾调理，药性平和，适合于所有体质；薏苡仁有清热祛湿之功，能利尿，镇咳，安定神经，其所含的薏苡素能治疗神经痛症颇；扁豆有调肝和胃，清湿祛暑，止渴止泻之功，还能宁静头脑，调理消化系统，预防经常饮酒导致的酒湿酒患；果皮能调和药性，通气健胃，化痰理气，止咳，还能驱寒消滞；淮山能补血脉，滋肾固精，助消化，止泻，敛虚汗。

　　现代人的生活和饮食习惯多不规律，夜生活丰富，加班熬夜也是常事，导致阳气长期得不到潜藏修养，被大量耗伤；喜食冷饮、冷食，贪凉，衣服穿得越来越少，导致体内的阳气不能正常地生发、布散，进而出现阳气亏虚。随着年龄的增长，人体内的元阳不断被耗损，所以上了年纪的人大都为阳虚体质。

　　阳虚体质者畏寒怕冷，所以天气转凉的时候要注意多穿点衣服，饮食要注意温热，进而养护阳气，特别是要做好腰部和腹部的保暖，每天晚上临睡前用热水泡泡脚。夏季排汗量较大，容易导致阳气外泄，所以要避免强力劳作和大汗，不能贪食冷饮，多在阳光充足的地方走动，避免在潮湿阴冷的环境中长时间工作。

气虚体质者，补足元气百病则消

气虚体质就是指人体脏腑功能失调，气之化生不足的时候，容易气虚，经常会表现出语声低微、形体消瘦或偏胖，面色苍白，气短懒言，精神不振，身体倦乏，常常自汗，动则更甚。舌淡红，舌边有齿痕，苔白，脉虚弱，会由于各种原因发病，因心肺脾肾气虚部位不同表现出不同的症状。气虚体质者对外界环境的适应能力比较差，不耐风寒暑湿，不能过度操劳，比较"娇嫩"。

虽然气虚体质者所占的比例并不高，但是随着现代人工作压力的增大，很多人都出现了这种偏颇体质，导致部分都市人的体质都偏气虚，这些人身体的免疫能力、抗病能力明显比健康人低，现代医学将此类人归在了"亚健康"的范畴。

前段时间有个 30 出头的女士来诊所看病，她告诉我，自己从小就体弱多病，外界稍微有个"风吹草动"，她的身体就受不了了，不是感冒就是发烧。而且很容易疲惫，做事的效率也不是很高，还没做多少事就觉得没精打采、少气无力。很明显，她是气虚体质者，我给她推荐了一款调补药膳——党参白术甘草粥。

具体做法：取党参 15 克，白术、茯苓各 12 克，炙甘草 6 克，粳米 50 克。将上述四味药洗净之后放到清水中浸泡 1 小时以上，之后放入砂锅中，倒入适量清水，开大火煮沸后，开小火继续煎半小时，过滤药液 400 毫升左右，剩下的药渣继续加 300 毫升清水，再煎 20 分钟，过滤掉药渣，合并两次煎液；粳米淘洗干净后放到锅内，用上药液熬粥。代早餐或加餐食用，每天吃 1 剂，连续吃 3 个月以上。

此粥之中的党参有益气健脾、生津之功，含维生素 B1、维生素 B2 等

B族维生素，还有菊糖、皂苷等有兴奋中枢神经、抗疲劳、抗缺氧的作用；白术有健脾益气、保肝之功，可升高白细胞，提升免疫功能和肌力；茯苓有健脾、安神之功，含茯苓多糖，能增强免疫力；炙甘草能调和诸药、解毒益气；粳米性甘温，其所含的营养能提升四君子汤的补气效果，适合饮食减少、消化不良、呼吸气短、精神疲倦、四肢无力者食用。将上述药材和粳米搭配在一起，即可健脾益气，适合气虚体质者常吃。

现代人一天到晚都在"忙，忙，忙"，让他休息他会觉得你是在浪费他的金钱和生命。人往往是这样，金钱和生命都有的时候拼命地去赚钱，等到金钱达到一定程度之后又想要用金钱去换取健康，但为时已晚。过度劳累就是在浪费你的生命。过劳时伤的都是人体中的气，过早地将体内的元气消耗掉，其实就是在消耗你的生命，应当注意劳逸结合，规律生活，同时采用适当的方法为自己的身体增补元气，此即为气虚体质者的养生关键，也是生命延续的保障。

对于气虚体质者来说，环境是影响身体健康的一大因素，因为他们对环境的适应能力比较差，尤其是季节更替之时，气温骤变，他们就会很难适应。所以季节更替之时，气虚体质者更要提高警惕，注意养护身体，适当增减衣物，注意空气的流通，不仅要注意保暖，还要注意防暑。

气郁体质者，畅通气机湿热则消

通常来说，气郁和人本身的性格有着密切的关系，有的人平时性情急躁，容易激动；有的人经常抑郁寡欢，疑心重。气郁体质者多性格内向、性情多变、忧郁、承受能力弱、敏感多疑。气郁体质者大多身形消瘦，因为他们常常提不起食欲，睡不踏实，因此很难胖起来。他们不懂得将自己的心事说出来，而自己又不能自行将其化解，时间久了，堵在心里的怨气越来越多，就会心烦胸闷，气机不畅。从中医的角度上说，"气"主要靠肝来调节，气郁的主要表现为肝经经过的地方气机不畅，因此又称其为肝气郁结。

气滞体质的形成多为忧郁烦闷、心情不舒导致的，长时间的气机郁滞会导致血液循环不畅，甚至影响到身体健康。

我认识一个女孩儿，刚刚大学毕业的时候她到一家单位应聘工作，工作的紧张繁重，加上人际关系的复杂，让她一时间难以适应，每天小心翼翼地应付着工作，但还是难免出错，有时候还会遭到同事的埋怨和上司的训斥，在这种情况下，压抑之火燃烧在心，她便出现了失眠。如今，她已经结婚，辞掉了工作，但是在与婆婆的相处过程中又是"鸡毛蒜皮"的事儿不断，更加重了她的失眠，有时候她甚至觉得老公已经不爱她，和她结婚之前对她的好都是为了把她骗到手，想到这儿，她更是夜夜以泪洗面。

我对她做了一番检查，发现她的情绪非常低落，胸闷不舒，寡言少语，不思饮食，舌淡红，舌苔薄白，脉弦，是肝气郁结之症，应当从疏肝解郁、调气凝神着手治疗。同时嘱咐她回去之后注意调节自己情绪，尽量什么都不去想，也不要想，懂得情绪转移法，转移自己的注意力。

通过一个月的治疗之后，她的睡眠得到了显著的改善，食欲也有所提升，我又给她推荐了一款药膳——菊花鸡肝汤，嘱咐她回去之后常食，有助于改善她的气郁体质。

菊花鸡肝汤的具体做法：沸水中倒入料酒、姜汁、食盐；取银耳 15 克，泡发后洗净，也放入锅中；取鸡肝 100 克，洗净后切片，放入锅中，烧沸，撇去浮沫，等到鸡肝熟时，调味，再放入菊花 10 克，茉莉花 5 克，稍沸即可。

此汤有疏肝清热、健脾宁心之功。非常适合气郁化热的患者食用。

气郁体质者只有少数为先天遗传，多数是由于经历过一些不开心的事情导致的，因此，后天积极心态的形成对于预防气郁体质的形成来说至关重要。

"气郁"是"六郁"之首，一般指肝气郁结，体内的各项生理活动都要以气为动力，情志过极，忧、思、郁、怒会首先损害气机，导致气机逆乱，阴阳气血失调，脏腑功能失常，因此，稍遇外邪就会生病。所以气郁体质者的养生重点是疏通气机，而疏通气机的重点是调节心情，因为情绪的变化对身体健康的影响是非常大的，还会牵动五脏。

不过提醒大家注意一点，这里所强调的是情绪的调整而并非情绪的压抑，自然的七情发泄，只要保持情志的协调，避免它们过于偏激无度，并不会危害身体健康，而且能在一定程度上增进脏腑功能。

气郁体质者大都性格内向，几乎不与外界交流沟通，情志不畅，精神处在抑郁状态，对于身体健康大为不利。因此，气郁体质者一定要懂得如何发泄自己的情绪，切忌敏感多疑，多和家人、朋友交流，多参加一些社交活动，心情好了，自然就不会那么较真了。

湿热体质者，重点养生在长夏

提起湿热，我们就会想到暑热季节带给人的那种黏腻不爽，湿热体质者的身体就像是暑热带给人的潮热黏腻的感觉，内环境不清洁，湿热氤氲，排泄不畅，内外都给人一种"浊"的感觉。湿热体质者的面部、鼻尖、头发常常油腻腻的，容易长粉刺和痤疮，经常觉得口苦、口臭、口内有异味，常常大便黏滞不爽、小便发黄，而且此类体质者多是急脾气。

四季之中，长夏位于夏末秋初，包括小暑、大暑、立秋、处暑四个节气，此时的气候的显著特征就是湿热蒸腾。天气炎热时，人体就会不断地排汗，体内的正气被耗伤，正气缺乏，人就会变得疲惫。这就是为什么夏季时人常常会觉得疲惫、精神不振。而湿热体质者本就湿热内盛，此时湿热交蒸，身体的不适就会加重。

去年夏天有位患者来诊所看病，他告诉我，自己一直觉得肝区胀痛，眼睛发黄，口苦，食欲变差，还以为是自己的肝脏出了什么问题，可是到医院一检查肝脏的各项指标正常。我看了看他的舌头，舌红、舌苔黄腻，之后给他把了把脉，脉弦数。我告诉他不用太过担心，是湿热内蕴肝胆导致的，吃些清肝利胆、祛热除湿的药物就行了。

考虑到他本身是湿热体质，显著潮湿闷热的天气会让他觉得更加难受，我就嘱咐他回去之后适当吃些西瓜、绿豆、赤小豆、冬瓜等食物，尽量少吃甘酸滋腻、辛辣厚味之品。可以用薏苡仁和赤小豆来熬粥，加些山药效果会更好，熬粥的时候多放些水，可以代替茶来饮用，不过最好熬完之后6个小时内喝完，以免变味。

薏苡仁能治湿痹，利肠胃，消水肿，健脾益胃，久服可轻身益气；红豆的利水、消肿、健脾胃功效显著，还能补心，非常适合湿热体质者食用。

夏季湿热熏蒸，湿热体质者一定要尽量避免湿热伤身，不宜待在潮湿的地方，室内保持通风换气；注意劳逸结合，防止湿邪乘虚而入，合理安排作息时间。平时注意多参加体育锻炼，湿热体质者的运动强度和运动量都宜大些，以消耗掉身体中的多余热量，将体内多余的水分排出去，进而清热除湿。不过提醒此类人群注意一点，尽量不要选择在暑热的环境之中运动。

痰湿体质者，吃对了才能健康

痰湿体质者多大腹便便，油光满面，行动笨拙。随着现代人生活水平的提高，饮食质量的上升，运动量的减少，越来越多的人变成了痰湿体质者，出现了高血压、高血脂和高血糖。

在中医看来，平时喜欢吃肥甘厚味之品、爱喝酒的人容易肥胖、痰湿过盛，肥胖人群多属痰湿体质，而肥胖和"富贵病"之间也有着密切的关系。特别是腹部脂肪蓄积过多的人，很容易暴发危及性命的疾病。

前段时间有位患者来诊所看病，还不到 40 岁，已经患糖尿病好几年了。他告诉我，自己是某公司的经理，由于工作繁忙，应酬多，经常到凌晨才能入睡，而且还养成了大吃大喝的习惯，平时不是坐在办公室就是坐在车里，很少运动。

我对他做了一番检查，发现他的舌体胖大、质淡、苔白腻，脉濡滑，很明显是痰湿中阻，治疗的时候应当燥湿祛痰，于是我给他开了白术天麻汤加减方。

患糖尿病的痰湿体质者容易并发心、肾等脏器并发症，因此一定要改变原来的生活，合理控制饮食，进行适当的锻炼，减轻体重，改善体质，才能有效控制病情。

二陈丸也是非常不错的改善痰湿体质的中成药。在二陈丸的说明书上标注着其功能"湿化痰，理气和胃。用于痰湿停滞导致的咳嗽痰多，胸脘胀闷，恶心呕吐"，但是很多人却只知道它的理气和胃之功，将其看成一种消食药，却忽视了它的其他功效。

二陈丸的价值在于它能祛除人体中的痰湿，痰湿为中医上的特有概念，包括胃肠道无法消化的饮食积滞，还包括血液里面积滞的各类毒素，总之都是一些本应该被排出体外却没有被排出去的代谢废物。前者能够通过消食来化解，但是后者仅仅靠消食药来化解就不行了，二陈丸祛痰湿的功能却能被用在这个地方，清除血液中的垃圾。

很多人在减肥、排毒的过程中会服用缓泻药，以为能通过排便的方式排出体内的垃圾毒素，但却没有认识到毒素不一定是积累在胃肠之中的，还可能在我们的血液之中。

对于喜食肥甘厚味、喜饮酒的肥胖者来说，舌苔经常是厚腻的，看上去很不干净，舌苔为胃肠消化状态、身体清爽与否的直接标志，此时吃上几天的二陈丸，你就会发现自己的舌苔干净了很多，口内有异味、大便不成形、身体发沉等症状都会慢慢减轻。主要是因为身体帮助你排出了痰湿。

对于此类患者，我还会为其推荐藿香佩兰茶。具体做法：取藿香、佩兰各 10 克，茶 6 克，一同放入干净的杯子内，倒入温开水冲一遍，之后倒入沸水泡 10 分钟，代替茶来饮用。

佩兰是治消渴的常用药，入肝脾胃经，善于化湿醒脾，配合芳香化湿、清热止渴的藿香一同泡茶，能有效改善痰湿体质。

对于痰湿体质的患者来说，我只想奉劝一句"管住嘴，迈开腿"。做到清淡饮食、避免熬夜、适度运动，改善体质的同时预防因痰湿而生的疾病。

血瘀体质者，运动化瘀保安康

血瘀体质就是指当人体脏腑功能失调时，容易导致体内血液运行不畅或内出血无法消散，形成瘀血内阻的体质。主要表现包括面色晦暗，皮肤粗糙呈褐色，色素沉着，或有紫斑，口唇黯淡，舌质青紫或有瘀点，脉细涩。血瘀体质的主要诱因包括：七情不畅，寒冷侵袭，年老体虚、久病未愈等，经常会随着瘀血阻滞脏腑经络的部位而表现出不同症状。

血瘀体质导致的疼痛较为持久，位置固定，是一种刺痛或憋痛感，如偏头痛、痛经、胃痛等，此类体质者多形体偏瘦。血瘀体质者的皮肤一般不是很好，很少是白白净净、清清爽爽的，很多女性朋友都因此而烦恼。

前段时间有个 20 岁左右的小姑娘来诊所看病，她的皮肤粗糙、面色晦暗、眼眶发黑，肌肤看不出年轻女孩的活力和润泽。女孩儿告诉我，她被痛经困扰两三年了，而且现在痛经现象越来越严重，尤其自从她离开了从小长大的北京去上海读书之后，那种潮湿的感觉让她难以忍受，到了冬季，室内没有暖气，更是难以忍受那种寒冷。

我对她做了一番检查，发现她的舌紫黯、有瘀点，舌苔薄白，脉沉涩，是寒湿瘀滞导致的痛经，应当从活血化瘀、温经止痛着手治疗，同时嘱咐她回去之后不要整天窝在家里或教室，多运动，天冷的时候做好防寒保暖工作。之后又给她推荐了一款茶饮——薏仁丹参饮。

具体做法：取薏苡仁、白术各 15 克，益母草、丹参各 10 克，直接放入锅中，加适量清水煎汁即可。

此茶之中的薏苡仁有美白、消水肿之功；白术健脾胃；益母草疏肝理气；丹参活血化瘀。适合代谢不佳，以及常出现痛经、面色黯沉、月经颜色偏深有血块等症的患者。

现代人中，无论是年轻气盛的学生，还是正值中年的上班族，运动量都大大减少，学生每天坐在教室内，上班族每天坐在办公室，放学、下班之后不是开车就是坐车，回到家门口坐电梯，所有的行程都变成了"坐"，运动量却大大减少。长时间不运动，血液循环就会变得不畅，而血瘀体质在"久坐不动"下更会加重血瘀。

对于血瘀体质者来说，想要恢复身体健康，适当的运动是必需的，没事的时候打打太极拳、练练瑜伽、跳跳舞、散散步都是非常不错的。坚持每天快步行走，对于血瘀体质的改善大有益处，即使没有时间运动，坐一段时间之后也要起来活动活动筋骨。而本身就是血瘀体质的人，运动的量一定要达标，否则难以达到助气行血的目的。下班的时候不妨提前一两站地下车，走二三十分钟的路回家，即可满足一天的运动需求；上楼的时候用爬楼梯代替坐电梯，也能增加全天的运动量。一开始你可能觉得这些运动方法很麻烦，但是坚持一段时间之后你就会发现，不让你运动你都不愿意了，因为身体状况真的得到了显著的改善。

特禀体质者，预防过敏是关键

特禀体质又叫特禀型生理缺陷、过敏。"特"就是指特殊禀赋。是指由于遗传因素和先天因素造成的特殊状态体质，包括过敏体质、遗传病体质、胎传体质等。

特禀体质者的适应能力比较差，对季节的变化非常敏感，容易对食物、药物、气味、花粉等过敏，所以，此类人根本不能像普通人那样随心所欲地生活，而是要处处提防、小心，避免接触过敏源，以免出现不必要的麻烦，诱发不必要的疾病。

曾经有位患者来诊所看病，他告诉我，自己每到春季就会皮肤瘙痒、起红疹，消风散制成的逍遥丸是他的常备药。特禀体质和家族遗传有着密切的关系，家族中存在直接遗传或隔代遗传。因此，特禀体质者的家中一定要准备应急的药物，同时做好与过敏源对抗的准备。

从中医的角度上说，特禀体质主要是由于肺、脾、肾三脏功能失调导致的，肺功能失调，卫气就会变虚，无法抵御外邪；脾功能不健，气血运化就会失司，导致免疫力下降；肾精不固，元气不足，就会给外邪留下可乘之机，因此要注意调补气血、调和营卫，进而提升机体的卫外功能和抗病能力。特禀体质者日常可食用些有益气固表之功的食物，做到饮食清淡、均衡、粗细、荤素搭配。我经常会给特禀体质者推荐以下两款膳食：

1. 固表粥

具体做法：乌梅 15 克，黄芪 20 克，当归 12 克。一同放入砂锅内，倒入适量清水烧沸，之后转成小火慢煎成浓汁；取出药汁后，再加水煎沸后二次取汁；将 2 次煎好的汁混合在一起，同 100 克粳米一起熬煮成粥，调入适量冰糖，趁热食用。

此粥之中的乌梅固涩养阴；黄芪补脾肺之气，并升举阳气。常食此粥，可补气固表，有效对抗过敏。

2. 鳝鱼煲猪肾

具体做法：取黄鳝 250 克，猪肾 100 克，生姜、食盐各适量。将黄鳝用盐或热水洗掉黏液，之后宰杀，洗净，切成段状；猪肾用盐或生粉揉洗干净；黄鳝、猪肾、生姜 3 片一同放到瓦煲中，倒入 2000 毫升清水，开大火煮沸后转成小火继续煲 2 小时，调入适量盐即可。

此膳食之中的黄鳝性温味甘，有明显的祛风、活血、壮阳、补虚损、强筋骨之功，适合脱肛、妇女劳伤、鼻衄、湿痹等症；猪肾有健脾补肾之功。

二者同用，即可补肺益气、固表、健脾、温肾，非常适合过敏体质者服食。

不过提醒大家注意一点，导致过敏的原因很多，治疗的过程中首先要查明病因，之后对症用药。如果是湿热内蕴，应当利湿清热、祛除肠胃湿热、利肠通便；如果脾虚湿甚，应当健脾除湿，提升脾胃运化功能和肾气；如果阴虚血燥，应当注意滋养肺阴，养血润燥，强化脾胃功能。

对于特禀体质者来说，一些别人习以为常的东西很可能会对他们造成严重的伤害，因此抗过敏的应急药要随身携带，以免发生不测，还要根据气候的变化随时为自己增添衣物，远离过敏源。

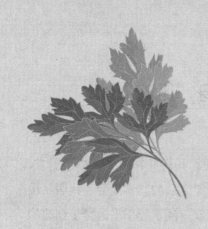

第四章
脾胃伤则湿热生，保养脾胃是关键

脾湿，当心生出一身"肥肉"

上大学的时候，班上有个叫张妍的女生，长得非常漂亮，亭亭玉立，很多男生都暗恋她，很多女生都嫉妒她。十年之后的同学聚会，我居然没认出张妍，那张小巧的脸已经不见，换成了双下颌、胖乎乎的脸；窈窕的身材换成了水桶腰、大象腿。

聚会结束之后，几个女同学商量着大家一起去逛街，刚走没几步，张妍就累得气喘吁吁，她告诉我，自己平时就这样，而且还伴随着胸闷气短，头晕乏力。她看到我随身携带的保温杯又说道："一天不喝水我都不会渴，我平时几乎不怎么喝水，出门更是从来没带过保温杯。"

闲聊之际我问起了她变胖的原因，而且调侃她："是不是你过门之后老公就拼命让你吃好东西啊？"张妍无奈地摇了摇头："实话实说，我平时不怎么喜欢吃油腻的食物，而且饭量也不是很大，可就是这样，体重仍然在飙升。"听完她的叙述，我若有所思地说了一句："你这大概是脾虚导致的。"

如今，脾虚的人并不在少数，因为现代人的生活条件越来越好，所吃的食物越来越精细化，五谷杂粮吃得越来越少，大鱼大肉、精细加工的食品吃得越来越多。五脏所需的营养得不到充足的供给，无法养好脾胃。再加上现代人长时间待在办公室或家里，运动量严重不足，呼吸不到新鲜的空气，身体之中的各部分机能就会发生退化，脾胃也是一样的。脾主运化，运化身体内的水湿，一旦脾受伤害，运化的能力就会变差，水湿堆积于身体之中，因而易诱发虚胖症状。

湿的渗透性非常强，它能够与其他邪气共同入侵人体，湿气遇到寒就会变成寒湿；湿气遇热会转变成湿热；湿气遇风会转变成风湿，可能会成为缠绕人一生的病痛；湿热藏于皮下就会形成肥胖。

那个朋友告诉我，自己刚结婚那几年也没有多胖，就是最近两年才发福的。最开始大便不成形，每天都要去厕所好几次，因为每次都觉得大便没排净。而且排出的大便经常会黏在马桶上，冲完厕所还要再刷一刷，不然很难冲净。

其实关于大便的事情她也没怎么放在心上，因为在她看来，能每天排便说明自己的身体里不残留毒素，排毒功能比较好，岂不知这并不是什么好现象。大便不成形，说明身体中的湿气太重，湿气附着于肠道，被肠道吸收，导致吃下去的食物的营养不得不沿着肠道排出体外。简而言之，就是说你身体吸收的是废物，而排出去的是营养物质，久而久之，不仅不利于排毒，反而会导致毒素的堆积，导致身体虚胖，容易生病。

体内有湿热的人的舌体肥大，舌苔厚腻，而且黄中泛白腻。这类人还有个特点，就是每天都能睡很长时间，可仍然一天到晚昏昏沉沉，就好像没有睡好，头上蒙了块湿布，提不起精神，浑身难受，如同被雾气包围了。

除了上述症状，脾湿的人还可能表现出腹泻、胸闷气短，胃部满闷不舒，食欲下降，饮食减少，身体困重，下肢浮肿，神疲乏力，昏昏欲睡，小便混浊等，女性还会出现白带增多、浊臭等。

后来，我给那位同学开了些祛除脾湿的中药，同时嘱咐她平时多吃些有祛湿之功的食物，如燕麦、赤小豆、玉米、大米等。少吃油腻辛辣刺激之品，规

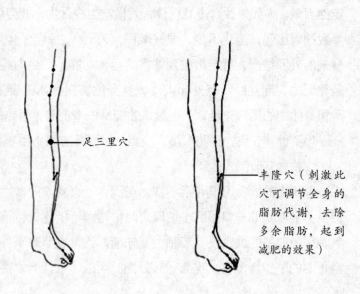

足三里穴

丰隆穴（刺激此穴可调节全身的脂肪代谢，去除多余脂肪，起到减肥的效果）

律作息时间，坚持适当的运动。连续调养大半年之后，再见到那位同学时整个人已经瘦了不少，而且面色也有光泽了。

平时没事可以按摩丰隆穴、中脘穴、足三里穴，即可有效祛湿清热、养护脾胃，每个穴位每天按摩3分钟。按摩丰隆穴的时候多数人会感受到明显的酸麻或痛感，通常感觉到酸麻胀即可，此为补法。如果用力按摩就会产生疼痛感觉，有时甚至刺痛，此为泄法。

脾胃虚弱，湿热乘虚而入

从中医的角度上说，气血是脾胃消化食物产生的，中医称脾胃为"后天之本"、"气血生化之源"、"水谷之海"等，《脾胃论》之中有云："百病皆由脾胃衰而生。"脾胃是气血生化的源头，只有脾胃功能强健、正气充足，才能避免外邪入侵，确保身体健康。

虽然产生湿热的原因有很多种，但是脾胃功能的状态为湿热产生的决定性因素。人如果饮食没有忌讳，大量吃生冷食物，就会损伤体内的阳气，导致脾胃虚弱，运化不足，湿气聚积，久而久之就会化热，之后和外界传导来的外邪结合，就会影响到脾胃的运化功能，产生内湿热。反之，脾虚运化无力，而且经常有外邪入侵，就会危害到身体健康。因此养好脾胃，确保身体中的正气充足、不生湿，才能从根本上避免湿热的产生。

想要健脾养胃，预防湿热，应当从以下几方面着手：

1. 饮食有节制

现代人的饮食习惯非常不好，遇到自己喜欢吃的食物大吃特吃，遇到自己不喜欢吃的一口不沾；忙碌之时忙得顾不上吃饭，闲暇的时候从早吃到晚……典型的饮食没有节制。要知道，饮食有节对于身体健康来说是非常重要的：少食多餐，吃个七八分饱就可以了；营养素要全面摄入；早上吃好，中午吃饱，晚上吃少；千万不能暴饮暴食；关注饮食卫生；确保食物的新鲜、清洁；选择健康的烹调方式，尽量避免吃煎炸、肥甘厚味、刺激性食品。

热病发生时，最好断食，这样才能将邪热排出体外，若此时大吃大喝，则热不易退，疾病不易痊愈，稍愈后又继续大吃特吃，疾病容易复发。因此，湿热伤脾胃或脾胃中存在其他热病症状时应当断食。

家里可以储备一些解暑化湿、理气和中、健脾益胃药，如大山楂丸、香砂养胃丸等，非常适合热天脾胃虚弱、消化不良、食欲下降、食少纳呆的患者服用。炎热的夏季可以吃些清脾胃之热的食物，安然度夏。

2. 有节律作息

熬夜的人很容易脾胃虚弱、上火，多数湿热伤脾者都存在熬夜、生活不规律的情况，应当根据四季有节律地休息、生活，日出而作、日落而息，最好每天晚上 10:00 以前入睡，确保 8 小时的睡眠，利于保持正气、防止脾胃虚弱而导致外邪入侵体内。

3. 调节情志

应当懂得调节自己的情志，忧思对脾的伤害是非常大的，因此，千万不能一天到晚眉头紧皱、闷闷不乐、脾气火爆，否则脾胃会大受伤害。所以，为了避免湿热的发生，为了避免早衰，我们应当懂得调节自己的情绪，每天都拥有好心情。

4. 适当的运动

运动对于人体健康来说是非常重要的，一个人每个星期做适当的有氧运动 3 ～ 5 个小时，不仅利于消化，而且能维持人体内的气血平衡，对健康大有益处。

思虑伤脾，引来湿热扰安康

中医认为："思则气结。"意思就是说，思虑过度易导致神经系统功能失调，消化液的分泌量下降，表现出食欲下降、纳呆食少、形容憔悴、气短、神疲乏力、郁闷不舒等。

对于湿热病，不管是先天禀赋不足还是后天失调所致，都能在脾胃虚弱的上找到病因，因此防治湿热首先要养脾胃，而养脾胃就要懂得戒除思虑。

曾经有位 30 出头的女士来到诊所，她告诉我，自己虽然已经结婚几年了，但家庭并不稳定，老公的收入不高，勉强度日，自己也是做什么都不顺心，每天不是这不舒服就是那不舒服，一天到晚意志消沉。这次来诊所是因为患者的二便不畅，并且尿黄、便溏、腹胀，我为她做了一番检查，发现她所出现的症状是脾胃湿热所致，我给她开了些健脾胃、除湿热的汤药，嘱咐她回去之后换方服药，尽量调节自己的情绪，合理饮食。

患者回家之后按方服药，也开始重视情志的调养，大概半年之后，再见到她的时候她的气色明显好转，而且之前出现的一系列症状也消失不见了。

精神因素对于疾病的发生和发展来说起着重要的作用，特别是容易导致脾胃的正气受伤。现实生活中，人很容易发生心理和精神方面的变化，一旦身边发生一些比较重大的事情，如死亡、失业、分手等，情绪很容易变得消极，长时间如此，就会影响到脾胃的正常功能，表现出与消化系统有关的疾病。比如有的人动气之后会脘腹胀满、疼痛、纳呆等，若长时间脾胃功能较差，就会累及其他脏器，致使身体中的正气缺乏，等到招惹湿热等外邪的时候，就会表现出诸多与之相关的症状。因此，预防湿热的时候一定要注意调节自己的情绪。

想要让情绪稳定，首先要拥有一颗平常心，不要过于追求完美，把生活看得淡一些，学会豁达，懂得用积极、乐观的态度去生活，与周围人融洽相处，遇到事情之时做到处之泰然，这样即可避免被不良情绪困扰。

懂得将自己融入集体之中，充满欢乐的人际关系利于不良心理的清除，应当努力让自己的生活环境变得更加和谐，要真心地去关心、爱护、帮助别人，不能因为不开心而将自己"与世隔绝"，因为孤独会让不良情绪变得更加严重，甚至会伤害到别人。

心情不好的时候不要一味地憋闷在心，而是应该选择合适的方式将不良情绪发泄出去，比如倾诉、写日记、弹钢琴、看电影等。

平时出去踏踏青、看看景、逛逛街、去去游乐场等，都是非常不错的调节情绪的方法，在你情绪低落的时候能够帮你振奋精神，在你情绪波动比较大的时候能够帮助你安定心神、稳定情绪。

按摩丰隆穴，排出脾胃中的浊湿

丰隆穴为足阳明胃经上的要穴，可以调理脾胃，还能化痰，经常刺激此穴可以沉降胃浊，祛湿化痰，避免痰湿侵袭身体。

肥胖主要是身体内堆积脂肪导致的，而食物为脂肪的主要来源，因此节食成了女人减肥的主要手段。但是这种方法适合那些胃口大、喜欢吃肥甘厚味之品的人，却并不适合食少却依然肥胖的人。

有的人为了减肥每天都在努力节食，早餐和中餐都吃得少，晚餐不吃，虽然越吃越少却没有任何效果，不但减肥没有成功，自己的身体状况却越来越差。

此类肥胖者出现的肥胖实际上和进食多少没有关系，主要是脾胃功能失调导致的。对于此类肥胖者来说，想减肥首先要养好脾胃。中医上有云："胖人多痰。"这里所说的痰指的是多余的、没用的脂肪，它又叫痰湿，主要为脾胃功能降低，也就是脾运化水湿的功能与胃之降浊功能下降，导致体液不能被运化、代谢出去，逐渐停蓄凝结为黏稠状、有害液体。当痰湿流注到全身皮肤组织中的时候人就会变肥胖，甚至会生病。

那要如何来避免湿热侵袭呢？可以按摩双腿上的丰隆穴（位于小腿前面外侧，外踝上8寸），它是足阳明胃经上重要穴位，能沉降胃经之浊气，所以可以调理脾胃，被誉为"化痰穴"。刺激此穴可沉降胃浊，祛湿化痰。

丰隆穴的具体按摩方法：分别将双手的食指和中指指腹或大拇指指腹按到丰隆穴上，力度适中，至略感疼痛，按此穴5秒之后松开，重复按摩3～5分钟，每天按摩1～2次。也可以双手握拳，轻轻敲打5～10分钟，至皮肤自然变红即可。

这种按摩方法不但能除痰湿，还有非常好的保健功效，能辅助治疗咳嗽痰多、肥胖、高血脂、高血压、头痛、眩晕等症。

虽然这种按摩方法很有效，但是不能一味地依靠这种方法，按摩的同时还应配合饮食调养，少吃肥腻、油炸之品，适当参加体育锻炼。如果想取得更好的疗效，还可用丰隆穴配合阴陵泉穴（位于小腿内侧，胫骨内侧下缘和胫骨内侧缘间的凹陷中）、商丘穴（位于内踝前下方凹陷中，舟骨结节和内踝尖连线中点处）、足三里穴（位于小腿外侧，犊鼻下3寸处）来治疗痰湿等症；如果和肺俞穴（位于第3胸椎棘突旁开1.5

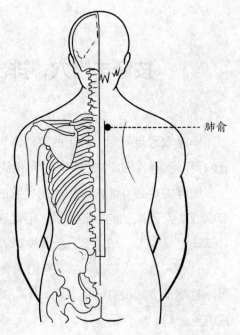

肺俞

寸处）、尺泽穴（肘横纹中，肱二头肌腱桡侧凹陷处）搭配，能有效治疗咳嗽。

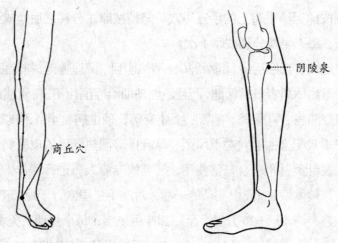

阴陵泉

商丘穴

手三里，祛除肠胃之湿热

手三里穴为人体阳明大肠经之要穴，掌管着大肠经冷降下来的湿热之气，经常刺激此穴，能调理肠胃、清热除湿。

从中医的角度上说，牙痛、口腔溃疡等疾病都是肠胃中的湿热循行，特别是大肠经上行到头面口腔导致的。想要治愈这些疾病，首先要做的就是祛除湿热，除了用药外，还可通过按揉人体手阳明大肠经的重要穴位——手三里穴。

手三里穴位于双臂前臂上，手肘弯曲处再向前3指宽处即为此穴。此穴很容易找到，按的时候能产生酸痛感，因为大肠经冷降下来的湿热之气就覆盖在此处，并且范围比较大。湿热之气最终会传导到脾土之中，最后被运化掉，一旦此穴之气血不畅，湿热之气就会不降反升，所以刺激手三里穴不但可以畅通大肠经气血，还能促进脾气之生发，加速水湿之运化，及时将头面湿热清除出去。

手三里穴的按摩方法：在前臂，手肘弯曲处向前 3 指宽，在阳溪穴和曲池穴连线的地方，用手一按就会痛。可以用自己的手指指腹，用适当的力度打圈按揉另一手臂上的手三里穴，坚持按摩 1 分钟之后换成另外一只手来按摩。每天早晚分别按摩 1 次。

按摩此穴有通经活络、润滑脾燥、清热明目、调理肠胃、排除湿热之功。不仅适合湿热体质者日常保健，而且还能辅助治疗消化不良、胃溃疡、肠炎、牙痛、口腔溃疡、乳腺炎、感冒、上肢麻痹、颈椎病、半身不遂等疾病。

手三里穴配合曲池穴对于风团、荨麻疹等湿热导致的皮肤病有治疗之功，但是温针灸并不适合日常使用，需要找专业人员进行操作。艾灸可以自行操作，具体做法：点燃艾条的一端，对准手三里穴，于距离皮肤 2 ～ 3 厘米的地方灸烤 10 ～ 20 分钟，至局部产生热感，每个星期艾灸 1 ～ 3 次。

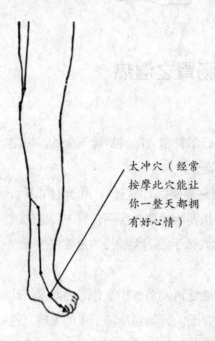

太冲穴（经常按摩此穴能让你一整天都拥有好心情）

不过提醒大家注意一点，不管是按摩还是艾灸，都要注意不能损伤皮肤组织。所以，按摩的过程中除了要注意力度，还要注意不能使用尖锐的工具，用手指指腹按摩的时候要注意剪掉指甲，防止局部皮肤被戳破或划破。艾灸的过程中要小心，点燃艾灸的时候应当和皮肤保持一定的距离，防止灼烧皮肤。

手三里穴可以和其他穴位配合，和足三里、上巨虚、下巨虚等配伍，能治疗胃肠病；和合谷穴配合按摩，能治疗牙齿疼痛、口腔溃疡等；和太冲穴配合按摩，能治疗高血压。

内庭穴，泄胃火升食欲

内庭穴是足阳明胃经上的荥穴，为三大下火穴之一，按摩内庭穴不但能降火气，而且可以治疗湿热导致的各类疾病。

前段时间有个朋友来诊所诉苦，他说自己虽然人到中年，可却仍然脾气暴躁，常常上火，口臭、便秘也经常找上自己，虽然家里人经常劝自己要放宽心，但他还是控制不住自己，而且身体一直在发福。

我嘱咐他回去之后不仅要放宽心，还应当注意合理饮食，同时给他推荐了个简单的按摩方法——按摩内庭穴。内庭穴位于双脚脚趾面上，第2、3跖骨结合部前方凹陷处。

内庭穴（此穴之所以能抑制食欲，关键是它能够泻胃火）

由于内庭穴为中医上常见的下火穴，位于足阳明胃经上，为气流行的部位，经常按摩这个穴位，经脉之气就会慢慢变大，对它进行刺激，不仅能降火，而且能治疗口臭、便秘、咽喉肿痛等湿热引发的疾病，所以内庭穴又被喻为热证和上火的克星。

此外，内庭穴还能自行调节食欲，帮助湿热肥胖者泻胃火，抑制食欲。因为肥胖很可能是食欲大、胃火盛导致的，只有倾泻掉胃火，食欲减少，才能有效减肥。对于朋友这种由于湿热而肥胖的人来说，按摩内庭穴能够辅助减肥。取内庭穴的时候，采取正坐或跷足的姿势，脱掉鞋袜取穴。

具体按摩方法：用双手大拇指或食指指端分别按压在双足内庭穴上；双手拇指同时主动用力，有节奏地点揉按摩，揉动频率为120～160次／

分钟，坚持按 1 ～ 2 分钟，每天早晚分别按 1 次。

此按摩方法有清除胃热、燥湿化滞、止血止痛之功，既能有效除湿保健，也能够治疗鼻出血、牙齿疼痛、咽喉肿痛、胃反酸、腹胀、腹泻、便秘、脚气、热病、三叉神经痛、急慢性肠炎等湿热病症。

点揉内庭穴的时候，动作要灵活，力度应当稍微大些，要带动皮肤一起按摩，而不是只在表面摩擦，因为穴位在皮下组织里面，这种摩擦方法对它的刺激是远远不够的，可以采取艾灸之法。

艾灸的具体操作：取艾灸条点燃一头，于内庭穴上方 2 厘米左右处对其进行熏灸 5 ～ 10 分钟，每个星期艾灸 1 次，症状比较严重的要隔 1 ～ 3 天艾灸一次，防止其对皮肤造成损伤，或对其刺激过度，起到相反的作用。

中医按摩的时候经常将合谷穴和太冲穴、内庭穴同用，这三个穴位搭配使用能除燥下火；小腹胀满可以用合谷穴配合内庭穴、临泣穴同用；眼睛疼痛时，可以用内庭穴和上星穴同用；患牙痛或扁桃体炎的时候，可以用内庭穴与合谷穴搭配使用。

中脘穴，祛除脾胃湿热

中脘穴为消化系统上的重要穴位，非常适合脾胃有湿热的人，能和中除湿热，经常按摩中脘穴能让身体更加健康。

前段时间有个朋友来诊所看病，他是个典型的事业强人，虽然刚满四十岁，但已经是公司的副总裁，什么事情都需要他操心，而且要管理各个阶层的员工，公司比较大，所有的事情都压在他一个人身上，实在是有些喘不过气，他告诉我，自从当上副总之后，自己已经很长时间没睡过一个好觉了。

最近发现自己的脾气越来越差，而且还经常腹胀、没胃口，最开始以为只是小毛病，也就没放在心上，但是后来却出现了呕吐或进食而吐的症状，直到这时他才认识到问题的严重性。

我并没有给朋友开药，而是在他的中脘穴上扎了两针，朋友的症状缓解了很多，之后又给朋友连续施了几天的针灸，朋友的病情就痊愈了。

中脘穴位于人体奇经八脉的任脉上，《针灸甲乙经》上有记载："胃胀者腹满胃脘痛，鼻闻焦臭妨于食，大便难，中脘主之……"意思就是说，不管是胃胀、胃痛，鼻子经常闻到焦臭味、便秘等，均可通过刺激中脘穴来调治。现代医学表明，这个穴位为治疗消化系统疾病之要穴。因此，我对这个朋友的中脘穴施针才会治愈他所出现的病症。

肝脾或脾胃有湿热者也可以经常刺激中脘穴，能和中除湿热。有的人会说，自己在家不能自行施针该怎么办？可以自己在家艾灸中脘穴。

中脘穴位于上腹部的前正中线上，也就是肚脐中上方4寸处。具体艾灸方法：患者取仰卧姿势，露出上腹；点燃艾条或艾柱，对准中脘穴，在其上方2～3厘米处熏灸；艾柱用5～10壮，若是艾条艾灸15～30分钟，每天1次，每个星期1～3次即可。

艾灸中脘穴有理气健脾，消胀止痛，和中除湿热等功效。这种方法既能除湿热，还能治疗食欲下降，腹胀，腹痛，腹泻，胃反酸，胃灼热，呕吐，便秘，黄疸，慢性胃炎，胃痛，耳鸣，青春痘，目眩等症。

除了艾灸之外，还可以直接取个热水袋，灌上40～50℃的温水，盖好盖子，将其放到中脘穴上温灸15～30分钟，但要注意控制好水温，要能感觉到舒适才可以。

还可以采用最简单、最原始的方法——穴位按摩：将双手手掌重叠或单掌按压到中脘穴上，沿着顺时针或逆时针的方向缓缓做圆周推动。

不过提醒大家注意一点，按摩中脘穴的时候注意手和皮肤间不能有摩擦，手掌始终贴在皮肤上，带动皮下脂肪、肌肉等组织进行小范围环旋运动，至腹腔内产热即可。

还可以将中脘穴和章门穴（位于人体的侧腹部，当第11肋游离端的下方）、足三里穴（位于小腿外侧，犊鼻下3寸）、内关穴（位于前臂掌侧，曲泽和大陵连线上，腕横纹上 2 寸，掌长肌腱和桡侧腕屈肌腱之间）、百会穴（位于头顶正中线和两耳尖连线的交叉处）配合应用，能治疗消化系统疾病；配合神门穴（位于腕部，腕掌侧横纹尺侧端，尺侧腕屈肌腱桡侧凹陷处）、肝腧穴（背部，当第 9 胸椎棘突下，旁开 1.5 寸处）、太冲穴（位于足背侧，第 1、2 跖骨结合部之前凹陷处）、三阴交穴（位于胫骨后缘靠近骨边凹陷处）按摩能治疗忧思、神经衰弱等情志疾病。

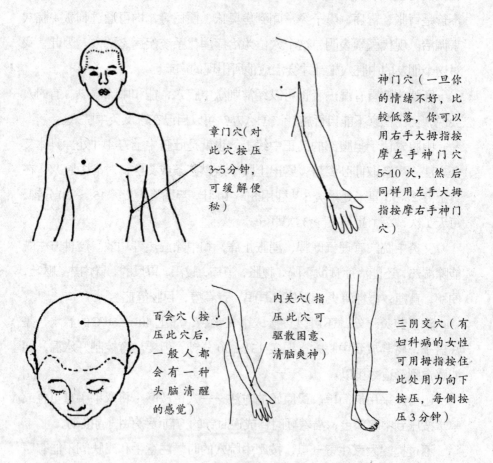

章门穴（对此穴按压 3~5 分钟，可缓解便秘）

神门穴（一旦你的情绪不好，比较低落，你可以用右手大拇指按摩左手神门穴 5~10 次，然后同样用左手大拇指按摩右手神门穴）

百会穴（按压此穴后，一般人都会有一种头脑清醒的感觉）

内关穴（指压此穴可驱散困意、清脑爽神）

三阴交穴（有妇科病的女性可用拇指按住此处用力向下按压，每侧按压 3 分钟）

脾俞穴，驱散脾湿要靠它

脾俞穴是人体外散脾脏湿热之气之"大枢纽"，它能将脾脏之湿热之气输送到膀胱经内，同时通过膀胱经将其排出体外，因此，日常生活中可以用其强健脾胃，由源头上将湿热祛除。

脾胃虚弱为一切疾病之根源，而且还是湿气和湿热产生的根源。想要由源头上除去湿热，强健脾胃是关键。通过强健脾胃防治湿热的方法有很多，除了要注意日常饮食、加强湿热之外，通过穴位按摩的方法效果也是非常不错的。

在我们的身体内分布着 14 条经脉，400 多个穴位，用对穴位即可防治脾胃内的湿热，位于身体背部的脾俞穴为非常重要的穴位。用好穴位即可强健脾胃，由源头上祛除湿热。

脾俞穴为太阳膀胱经上的穴位，从其名字上我们可以看出，脾即指脾脏；俞相当于"输"，就是说这个穴位有输送、运送之功。从中医经络的理论上说，膀胱经如同人体中的散热器，脾脏之湿热之气能在此处冷降为水液，同时沿着它下行流到膀胱内，同时经过膀胱的作用排泄到体外。脾俞穴能将脾脏之湿热传送到膀胱经。

想要强健脾胃，由源头上祛湿热，用脾俞穴是个非常有效的方法，经常按摩此穴对身体健康大有益处。

按摩脾俞穴应当采取正坐或俯卧的姿势，按摩者在他的背部第 11 胸椎棘突下，旁开 1.5 寸处，用拇指指尖或指腹，或用筷子头、按摩棒等，力度要使被按摩者能够承受的压力，按压此穴 3～5 秒，停 2～3 秒之后继续按压，重复此动作 2～3 秒，手掌放到上腹部，紧贴着皮肤，用适量的力度从右向左平推 20～30 次，之后从左向右做同样的平推 20～30 次。

此按摩方法有健脾和胃、补中益气、排湿热之功，除了适合湿热体质者，还适合患上了呕吐、消化不良、胃炎、胃溃疡、肠炎、痢疾等症的患者。

如果想取得最佳的效果，还可以采用艾灸之法，具体操作：取正坐或俯卧的姿势，进行艾灸者取艾条 1～2 根，点燃一端，对准脾俞穴，于距离皮肤 2～3 厘米的地方炙烤 3～5 分钟，至局部产生热感即可。每个星期做 1～3 次。不过这种方法在夏末和冬季使用比较好，若在早春和晚秋时节，最好在专业人士的指导下拔罐。

不管是按压、拔罐，还是艾灸，最好选择在每天晚上 8:00 左右进行，因为脾气在这个时候已经疲弱，若这个时候及时刺激这个穴位，有助于废气之排除与新气之补充。

足三里，健脾胃、除湿的要穴

足三里穴是大众熟知的养生穴位，中国有句话古话叫"按摩足三里，胜吃老母鸡"，由此可见其保健功效是非常不错的。足三里穴是足阳明胃经上的主要穴位之一，位于小腿外侧，犊鼻下 3 寸处。

从中医的角度上说，按摩足三里能调节机体免疫力、提升抗病能力、调理脾胃、补中益气、通经活络、疏风化湿、扶正祛邪，主治胃肠病证，下肢痿痹，神志病，外科疾患，虚劳诸证。

《灵枢》之中有记载："邪在脾胃，则病肌肉痛，阳气有余，阴气不足，则热中善饥；阳气不足，阴气有余，则寒中肠鸣腹痛。阴阳俱有余，若俱不足，则有寒有热。皆调于足三里。"《灵枢》有云："著痹不去，久寒不已，卒取其三里骨为干。肠中不便，取三里……善呕，呕有苦，长太息，恐人将捕之，邪在胆，逆在胃，胆液泄则口苦，胃气逆则呕苦，故曰呕胆，取三里以下胃气逆。"由此可见，足三里穴能防治多种疾病，强身健体，尤其是调理脾胃的功效更佳。

记得有一次，同村的张大爷因为下雨忙着收麦子而过度劳累，退汗之后自觉周身疲乏，等到第二天早晨的时候突然觉得四肢乏力，无法行走。我见老人的双下肢瘫痪，双足下垂，脚趾也动不了了，不过下肢深感存在，患者的精神状态还是非常不错的，说话对答和往常一样，虽然身体不错，但是脏腑功能已经不足，劳累之后外感寒湿之邪，郁而化热，湿热浸淫下肢筋脉，进而生痿症。

针对这种病症，治疗时应当从滋补肝肾、清利湿热着手，取穴胸椎7到腰椎2之间的夹脊、足三里、大椎、阴陵泉、三阴交、太溪，每天施针1次，同时配合药膳——党参马蹄猪腰汤来滋补肝肾、清热利湿。

党参马蹄猪腰汤的具体做法：取猪腰1对，马蹄200克，党参20克。猪腰洗净后剖开，切掉白脂膜，切片，之后用适量酒、油和盐搅拌均匀；马蹄洗净；党参洗净之后切成段；将马蹄和党参一同放入锅内，倒入适量清水，先开大火煮沸，之后转成小火继续煮30分钟，放入猪腰，继续煮沸15分钟，调味即可。

此汤之中的猪腰有补肾气、通膀胱、消积滞、止消渴等功效，经常用来治疗肾虚腰痛、水肿、耳聋耳鸣等症；党参能调节胃肠运动，增强机体免疫力；马蹄有止渴、消食、解热之功。三种食材搭配煲汤，不仅能补肾，还能清热利湿。

经过5次治疗之后，张大爷就恢复到健康状况了，我嘱咐患者平时要注意养护脾胃，避免寒湿侵袭体内，防止身体再受伤害。

足三里不仅能治病，还有非常好的保健功效，能提升机体免疫力、延年益寿，足三里穴的常见用法就是按摩和艾灸。

具体按摩方法：用大拇指或中指按压足三里穴5~10分钟，1分钟按压15~20次，按压至足三里穴处产生酸胀、发热感即可。

具体艾灸方法：点燃一根艾条，在靠近足三里的地方熏灸，艾灸与皮肤的距离为3厘米，艾灸到局部有温热舒适感的时候固定不动。每次艾灸10~15分钟，艾灸至局部稍微有红晕即可，每天艾灸1次，每个月艾灸10次。

夏季暑热，吃生姜来祛脾胃之湿

有人提出疑问，生姜性温，是助热提火之品，夏季天气炎热，本来就容易上火，此时再吃生姜不是更热了吗?

然而事实并非如此，虽然夏季天气炎热，但是阴雨潮湿，此时湿热很容易伤害身体；而且，到了夏季很多人都喜欢吃新鲜果蔬、凉拌菜，喝冷饮，虽然吃这些生冷寒凉之品非常爽口，可是脾胃却受不了，承受着寒湿和湿热的双重侵害。

此时脾胃需要温中燥湿，而生姜刚好有这样的作用。从中医的角度上说，生姜芳香，性辛辣，有健胃之功，能温中燥湿，夏季适当吃些姜可以促进人体排汗，降温提神，同时防治各类暑热病证，对于头晕、恶心、胸闷、心悸等暑热症状均有治疗的作用，为夏季保健之佳品。

炎热潮湿的夏季，烹调菜肴的过程中添加些生姜或者直接用生姜泡茶都是非常不错的。吃生姜的时候最好不要去皮，因为带皮的生姜更能发挥其整体功效。当生姜霉变烂掉之后就不要再吃了，会产生很强的毒性，导致肝细胞变形、坏死，甚至会诱发肝癌、食管癌等。此外，阴虚内热、血热的人都不宜吃生姜，特别是干姜，其热气会行五脏，不可多吃。

很多人都听说过晚上不能吃生姜，却不知道为什么不能吃。中医认为，晚上阳入于阴，人需要安静下来准备休息，此时吃姜会振奋阳气，和阳入于阴安静下来相悖，所以最好在早上吃姜。

生姜味辛性温，内含挥发油、姜辣素、树脂、淀粉等。姜可以加速血液循环，刺激胃液分泌，兴奋肠胃，促消化，而且还能抗菌。早上吃点姜，对身体健康大有益处，可是如果晚上吃，姜本属热，会使人上火，劳命伤身，因此不宜吃。生姜内含挥发油，能加速血液循环；所含的姜辣素能刺激胃液分泌、兴奋肠道；所含的姜酚能促消化、减少胆结石的发生。因此它既有利也有弊，因而民间说"上床萝卜下床姜"，说明姜可以吃，但是不能多吃，而且要吃对时间。

尤其是秋季，气候干燥、燥气伤肺，此时再吃辛辣的生姜更易伤害肺部，导致人体失水、干燥得更加厉害。古代医书中也提到"一年之内，秋不食姜；一日之内，夜不食姜。"

接下来为大家推荐几道适合夏季吃的生姜膳食，有助于祛除脾胃之湿：

1. 仔姜炒老鸭

具体做法：取仔姜（新姜）200 克，洗净之后切成片状；鸭肉 200 克，剔除骨头后切成片状。将锅置于火上，倒入适量植物油，油热后放入鸭肉炒香，之后放入姜片进行翻炒，淋上几滴酱油，调入少许盐，翻炒至鸭片和姜片熟透即可。

鸭肉性寒，而且鸭肉还有消水肿、利尿、止咳化痰之功，非常适合夏季体内燥热、食欲不振者吃，对身体大有益处；仔姜也就是新姜，不像老姜那么辛辣，口感脆嫩、爽口，能燥夏季暑湿，和鸭肉搭配，共同清除体内的湿气。

2. 姜丝鸭肉粥

具体做法：取鸭肉 150 克，粳米、食盐、姜、香葱、黄酒各适量，将鸭肉切成丁状，放入部分姜丝和适量盐、黄酒抓匀后腌制 1 小时，粳米洗净后放到电饭煲内，煲 2 小时；鸭肉腌好之后放到沸水内焯熟，等到粥煲 1 小时之后与剩余的姜丝一同放到锅内和粥同煮，调入少量盐，即将煲好时，放点香葱碎即可。

此膳食有清热去火、开胃、活血、强身健体、通便之功。

祛除脾湿防湿热，就找茯苓来帮忙

茯苓性平，味甘淡，经常用来祛除体内的湿邪，降低湿热的发生概率。《本草衍义》上提到："茯苓、茯神，行水之功多，益心脾不可阙也。"《本草正》上有记载，茯苓"能利窍去湿，利窍则开心益智，导浊生津；去湿则逐水燥脾，补中健胃；祛惊痫，厚肠脏，治痰之本，助药之降。以其味有微甘，故曰补阳。但补少利多"。由此不难看出茯苓有祛湿燥脾之功。

前段时间，有位患者因为水肿前来就诊，经过检查，我告诉他出现的水肿是脾湿导致的，像他这种水湿内滞的人，不管是久蕴还是遇热，体内的湿都很容易转变成湿热，所以当务之急是健脾利水。

当时那位患者出现的只是轻度水肿，稍微用药就能消除，我只给他开了茯苓一味药，因为茯苓有益脾安神、利水渗湿的功效。临床上经常用茯苓治疗水湿内滞导致的胃口欠佳，眩晕心悸，心神不安，失眠多梦，水肿，尿少便溏等。

但是，湿有寒湿和湿热之分，寒湿和湿热的茯苓配伍是有差别的，如果想要清除身体中的湿热，可以选择有清热之功的猪苓、泽泻、百合、绿豆等。茯苓虽然是味中药，但是用其熬粥或泡酒、烙饼，不但美味，对身体也大有益处。有喝茶习惯的人可以每次取 10 克茯苓粉和 3 克绿茶一同放到茶壶内，倒入 800 毫升沸水泡茶，之后用小勺将茯苓粉搅拌化开，盖盖闷 5 ～ 10 分钟即可。

虽然茯苓粉对人体健康大有益处，但并不是说每个人都适合服用。用它来保健的时候应当注意：气虚下陷、津伤口干、虚寒多尿、滑精者不宜服用。服用茯苓的过程中忌米醋、地榆、雄黄、龟甲等药材。注意药材的宜忌和搭配，才能充分发挥出药材的作用和功效。

脾湿生眼袋，就喝红枣除湿汤

当脸上挂起大大眼袋的时候，整个人看上去就好像没什么精神，颜值大打折扣，给很多女性，尤其是大眼睛的女性带来困扰。从中医的角度上说，眼袋多是脾湿所致，健脾除湿、清热明目即可有效祛除眼袋。

本来长着一双迷人的水汪汪的大眼睛，但是随着年龄的增长，或是由于不良的生活、睡眠习惯，眼袋却在不知不觉中出现了，虽然眼袋不是什么病，也不疼不痒的，可它预示着身体内的某些部位已经发生了问题。

为了消除眼袋，很多人选择了手术去眼袋的方法，但是手术结束之后需要一段时间的修复，虽然没什么副作用，但是如果所选的美容医师稍有误差或者把握不好，几年之后眼袋就会复发。

对于身边的女性朋友，好姐妹，她们在被眼袋困扰的时候我通常会为他们推荐红枣除湿汤，这个方子操作简单，坚持服用效果又非常好，可以说是不可多得的良方。

红枣除湿汤的具体做法：红枣2颗，菊花3～5朵，茯苓8克。将红枣洗净后和茯苓一同放入炖盅内，倒入800毫升清水，开大火煮沸后转成小火继续熬煮；连续煮10分钟左右后放入菊花，继续煮3～5分钟关火。每天服1～2剂，吃枣喝汤。

此汤之中的红枣有非常好的补脾胃之功，经常食用可补中益气，有效健脾除湿；菊花有清热平肝、降火明目之功，能让人的眼睛变得更加明亮；茯苓是除湿之佳品，性质平和，能和多种药材配伍祛除体内的湿邪，适用于任何体质，可以有效消除眼袋。综合上述材料，即可益气补中，除湿明目。

人之所以会生出眼袋，主要是因为体内有过多的水湿或湿气，特别是脾代谢水液功能失常的时候，水湿就会沿着经络上升至头面，相对于其他部位来说，下眼睑的皮肤组织比较薄弱，很容易积水，时间久了，水湿多了，就生出眼袋。

想通过红枣除湿汤去眼袋却苦于没有时间煎汤的人可以用上述汤料泡茶，直接拿出保温杯，将上述汤料放进去后，倒入适量沸水，盖盖闷上10～15分钟即可，代替茶来饮用，至冲淡即可。

此外，服用此方的时候还要注意，平时不能喝太多的水，特别是晚上临睡前更不能喝水，饮食上适当吃些红豆、薏苡仁、荷叶等有除湿、利水之功的食物，以预防眼袋。

每天早晚适当对眼部进行按摩，不仅能促进眼周围的血液循环，而且有助于消除眼袋，但是按摩的时候要注意一点，不能仅仅按摩眼睑处，应当增大按摩范围，比如扩增到脸颊和眼角，更利于眼袋的消除，按摩的过程中用两手的食指和中指指腹轻轻地进行按摩就可以了，每次按摩1～2分钟。

脾胃湿热胃脘痛，就喝救必应煲猪瘦肉汤

在现代人中，有很大一部分在受胃痛的困扰，因为现代人的生活极不规律，饮食不节，在这种情况下，胃受着很大的"摧残"，发生胃痛也就不是什么稀罕事了。但是由于胃痛太常见了，所以很多人并不把这当回事，随便买点药吃，或者干脆忍忍就算了。要知道，这种做法是对自己的健康不负责任的，拖延病情，只会让病情越来越糟，甚至会导致严重的后果。引起胃脘疼痛的疾病很多，所以胃痛的时候应当及时就医，以免诱发严重的后果。

去年春天，有位患者来诊所看病，他告诉我，自己患胃痛已经好几年了，胃痛症状时不时发作，之前一直没放在心上，不是随便服点止痛药就是忍

过去，但是最近一段时间胃痛发作得更为频繁，而且疼痛更加严重。去年夏天的时候喝了一段时间的冰镇啤酒，导致胃痛症状更加严重，服用温中散寒药之后没什么效果。

经过诊断，患者的主要症状是胃脘压痛，嗳气反酸、口干口苦，睡眠和二便基本正常，舌紫暗，舌苔薄白，脉弦滑，很明显是胃气壅滞、湿热内蕴之征，应当从清热养胃阴，理气，活血化淤着手治疗，我给它开了一个疗程的药方，症状好转之后继续服药，同时嘱咐他回去之后服食救必应煲猪瘦肉汤，1个月之后，患者病愈。

救必应煲猪瘦肉汤的具体做法：救必应15克，土茵陈12克，新鲜猪瘦肉200克。将救必应、土茵陈用清水洗净；猪瘦肉洗净之后切成片；将上述食材一同放入砂锅内，倒入适量清水，开大火烧沸之后转成小火继续煲1小时左右，调味即可，喝汤吃肉。

此汤之中的救必应性寒、味苦，归肺经、肝经和大肠经，是常见的清热燥湿药；土茵陈归肺经和脾经，能清暑解表、利水消肿；猪瘦肉能滋养脏腑，补中益气。三种同用，即可有效清热止痛，有效治疗脾胃湿热导致的胃痛。

胃痛患者的病程通常较长，最开始可能是摄入生冷食物，或饮食不规律等伤及脾胃，导致受纳和运化之功减弱，久而久之，水谷运化不佳，水化成湿，谷反为滞，湿浊蕴积成热，最终导致湿热内蕴。脾胃湿热的病因病机可以分成多种，不过脾胃的功能状态起着决定性的作用。虽然临床的胃痛诱因很多，但归根结底是脾胃虚弱导致的，脾胃虚弱无法完全运化水谷,时间久了就会湿滞化热。某些疾病也会导致脾胃功能失调,进而生湿热。

湿热壅滞脾胃导致的胃痛会表现出脘腹胀痛、不思饮食或恶心呕吐、口干口苦、身重体倦，出现此类情况的时候应当及时就医，在医生的建议下调理自己的脾胃。

胃病的病程一般都比较长，所以想要将其治愈耗时也是比较长的，并且以治为辅，以养为主，日常饮食习惯的规范是非常必要的，尽量吃些清淡的食物，少吃肥甘厚味、辛辣刺激之品，合理膳食、规律三餐，戒烟限酒，同时注意不能边运动边吃东西，也不要迎着寒风冷气进食。

脾湿生痰患哮喘，常喝竹笋西瓜皮鲤鱼汤

哮喘是常见的呼吸系统疾病，发病者非常痛苦，呼吸困难，脸被憋得红紫，需要随身携带缓解哮喘的喷雾，以免发生不测。

中医将哮喘列在"哮证""喘证"的范畴，主要为感受外邪或饮食、情志失调，引动内伏于肺的痰饮，痰气阻塞，使得肺气得不到宣降，突然出现气喘痰鸣，甚至会出现危候。哮喘症状一旦患上则不能治愈，症状会反复发作，但是通过规范治疗能控制其症状。

我曾经接诊过一个年仅8岁的哮喘患儿，孩子的体质非常弱，经常感冒、咳嗽，几乎每个月哮喘都会发作，5岁的时候就已经被确诊为哮喘，正是因为哮喘，孩子的身体变得特别虚弱，比同龄的孩子显得瘦小很多。孩子的妈妈告诉我，孩子平时的食欲也不怎么好。

我看那孩子从进门开始就一个劲儿地咳嗽、打喷嚏，孩子的妈妈还告诉我孩子有些便溏。之后对孩子做了检查，发现孩子的舌苔薄白，确诊其所出现的是脾肺两虚之征。脾虚，则水湿运化不利，痰浊内生，上贮于肺，是诱发哮喘的内因；肺虚，则外卫不固，使得诱发疾病的外邪趁机入侵；土生金，若脾虚，则肺卫不固。因此，治疗此类哮喘的时候应当从补肺固表、健脾益气、祛风化痰着手，连续服用7剂汤药之后再来复诊的时候，孩子的症状得到了显著的缓解，继续服药半个月之后，我便让孩子停药，让家长回去之后给孩子烹调竹笋西瓜皮鲤鱼汤来调理身体，连续服此汤3个月之后，孩子的哮喘几乎不再发作。

具体做法：取鲤鱼1条，鲜竹笋、西瓜皮各500克，眉豆60克，薏苡仁10克，红枣、生姜各适量。将竹笋削掉外壳之后削掉老皮，切片，放

到水中浸泡1天；鲤鱼清理干净之后洗净；眉豆、西瓜皮、生姜、红枣全部洗净之后放到沸水锅中，开大火煮沸，之后转成小火继续煲2小时，调味，分成2～3次服下。

此汤之中的竹笋性甘，微苦凉，虽然其补益之功并不突出，但是味道很清爽，有开膈消痰、通利二便之功，能让痰湿污浊通过大小便排出体外；西瓜皮性味甘淡微寒，有利水轻身之功，和竹笋搭配，既能提升其利水之功，又能保留其味道之甘美；眉豆、鲤鱼和薏苡仁均为健脾利湿之品；生姜性味辛温，不仅能辛散水气，还能让竹笋在通利的同时不伤脾阳。将上述食材搭配在一起，可有效健脾利水，非常适合脾胃虚弱者服食。

脾为人体的后天之本，饮食水谷能化生为培补生命的气血，也可能成为痰浊，关键是看脾胃的运化功能。若脾虚，长时间失健运，就会饮食不化，水湿郁内，痰浊内生，上干于肺，形成哮喘。因此，脾虚而化痰湿者要注意平时增加健脾化湿的食物的摄入，减少哮喘的发作次数。

脾胃湿热口腔溃疡，就喝蜂蜜绿茶

口腔溃疡虽然不是大病，但却是常见病、多发病，发病之后，吃饭和说话都会受到一定程度的影响，给人的生活造成困扰。从中医的角度上说，脾胃湿热为口腔溃疡的重要诱因，湿热一除，溃疡自愈。

前段时间有个朋友来诊所咨询我，他告诉我说，自己三天两头受口腔溃疡的困扰，究竟是怎么回事？难道口腔里有难缠的细菌吗？我笑着摇了摇头，回答道："是你的体质在作怪。"他对我的回答感到诧异，于是我耐心地给他解释起来。

最容易患口腔溃疡的就是湿热体质者，当阴虚体质者的身体受湿邪侵扰的时候，或者体内的湿由于各种原因上火的时候，就会使得内外湿邪相引，脾胃受困，运化功能失调，出现湿热口腔溃疡。

那么怎么辨别自己出现的口腔溃疡是不是湿热导致的呢？湿热型口腔溃疡最明显的特征就是溃疡局部有红肿热痛，而且还表现出渗出性糜烂，症状会反复发作，缠绵难愈，

口腔溃疡症状除了可以用外用的药膏外，还可以通过以下这款茶调节体质，治疗口腔溃疡。

蜂蜜绿茶饮的冲泡方法：绿茶5克，蜂蜜30毫升。现将绿茶放到茶杯内，之后倒入300～400毫升沸水，盖盖闷5分钟左右，倒出茶汤，调入蜂蜜即可，每天服2次。

用蜂蜜治疗口腔溃疡是常用的方法，很多人都曾用蜂蜜涂抹过口腔溃疡处，而且这个方法的效果也是非常不错的，能促进口腔溃疡的愈合。因为蜂蜜有清热解毒、补中止痛之功，因此，用蜂蜜治疗口腔溃疡的时候，不管是内服还是外敷都是非常有效的。不过口腔溃疡是由身体内部的湿热导致的，最好的方法是通过蜂蜜内调外治。

绿茶有清火解毒、清心除烦、利水除湿的功效，它不但能清除湿热导致的口腔溃疡，还能平息口腔溃疡导致的烦躁，外用还可以对其创口进行解毒消炎。

口腔溃疡的疼痛可能会导致患者无法进食，因此仅仅靠喝茶还是不行的，但是我们可以将蜂蜜和绿茶添加到正餐之中，比如用它们来熬粥。具体做法：取5～10克绿茶放到大茶杯内，倒入800毫升沸水，闷5～10分钟后过滤掉茶叶，用茶汤和100克大米一同熬煮成粥，粥成后晾温，调入适量蜂蜜即可。

为什么要晾温之后再调入蜂蜜呢？因为蜂蜜不能用高温煮或冲泡，否则会破坏掉其中的有效成分。此外，还要注意服用蜂蜜和绿茶的过程中忌大蒜、洋葱、豆腐、莴苣等食物；土茯苓、威灵仙、人参等有补气作用的中药也不能同服，否则会影响它们各自功能的发挥，还可能会导致恶心、呕吐、腹痛、腹泻等。

蜂蜜和绿茶都是常见的生活必需茶材，用其泡茶或熬粥的方法也非常

简单，而且有效，无论患者是否因湿热而出现口腔溃疡，只要确定自己是湿热体质，都可以通过蜂蜜绿茶或蜂蜜绿茶粥来调养身体，改善自己的体质，防治口腔溃疡。

祛湿消暑除胃热，就吃半夏山药粥

一到夏季，气温就会逐渐上升，直到人们几乎无法忍受的烦热，降雨量也会增加，一热一湿，让人觉得非常不舒服。对于肥胖者来说，夏季很容易脾胃虚弱。

小哥个子不高，却是个十足的"小胖墩儿"，天气一热，他就变得非常烦躁，而且很容易劳累、疲乏，浑身不舒服。

那张胖胖的脸本来不见皱纹，到了夏季更是耷拉着一张脸，可额头却生出皱纹来。后来我给小哥推荐一款膳食，让他在暑湿季节食用，有助于祛除身体内的湿热。

半夏山药粥的具体做法：准备鲜山药、粳米各 50 克，半夏 15 克，陈皮 5 克。将山药洗净之后去皮，切成丁块；半夏、陈皮放到砂锅内，倒入 500 毫升的清水，开大火煮沸，之后开小火煮半小时，过滤留汁，之后再加水煎汁，将两次所取的汁液合并在一起；将洗净的粳米、山药放到汁液中煮成粥即可。

此膳食之中的山药营养丰富，其最富营养的成分存在于黏液之中，食用后人容易产生饱腹感，进而减少进食，是天然的营养瘦身美食，吃山药的时候不用担心自己会发胖。而且，这种黏液可以促进人体新陈代谢的过程，让经络气血更加畅通，进而减去身体中的多余脂肪。

山药既能作主食，又能作蔬菜。直接将山药洗净后放到锅里蒸，能够很好地保存山药里面的营养物质，防止其中的有效成分被破坏掉。如果你觉得这样吃没什么味道，也可以将山药洗净去皮后炒着、凉拌、炖着。

对于由于脾湿而肥胖的人来说，想要通过吃山药达到减肥的目的，应当以煮熟吃或蒸着吃为主，做法简单，而且能够充分发挥出山药的营养价值。

不过提醒大家注意一点，山药是味补药，性甘平，偏热，对于体质偏热、便秘、易上火的人来说应当少吃。过敏体质者削完山药皮要立即洗手，防止出现皮肤过敏。

市场上还有一种产品是山药片，不过很多人不懂得怎么辨别山药片的真假，回家烹调之后才发现买来的不是山药而是木薯。那么怎么区分山药和木薯呢？

1. 木薯的中间有心线，虽然心线非常小，但是只要仔细观察还是能看出来的。山药中间没有心线。木薯片晒干之后心线通常会脱落，留下一个小洞。若中间有小洞，则一定是木薯。

2. 山药皮比较薄，切片前一般会先将山药皮削干净。木薯皮比山药皮厚很多。有些木薯太小，所以不易去皮，制假者通常不愿意花费时间去皮。因此，制作的木薯干片边上通常会存留厚皮。皮较厚一定是假山药。

3. 山药片中淀粉的含量比较高，用手摸的时候会觉得非常细腻，手上会黏着较多的淀粉。而木薯片虽然也富含淀粉，但是用手摸的时候会觉得比较粗糙，手上黏着的淀粉较少。

4. 山药易煮烂，木薯难煮烂。

胃热牙龈肿痛，就喝清热莲栀茶

牙龈肿痛是常见症状，一般发生在上火之后，有的人在吃过烧烤之后第二天便出现牙龈肿痛症状，可见其与饮食是有很大关系的。

　　现代人应酬多、聚会多，而无论因为什么聚在一起，都少不了"胡吃海喝"，也正是因为饮食的不规律，才导致患牙龈肿痛的人越来越多。

　　饮食无度，胃内就会积火过盛，循经上行至牙龈，就会表现出牙龈肿痛，此时应适当吃些凉性食物清热泻火，即可迅速消除肿痛。

　　一个月前，有位家长带着个七八岁的孩子来诊所看病，孩子的牙龈又红又肿，甚至不敢吃东西，每天不是吃粥就是喝汤，每次孩子牙龈肿痛的时候家长都会给孩子吃些牛黄解毒片，但是孩子的牙龈肿痛反复发作，总吃药毕竟对孩子的身体健康不利，问我有没有什么根治之法。

　　我询问了一下孩子的日常饮食习惯，孩子的妈妈告诉我，孩子平时就喜欢吃肉、奶油、辣味食物，不喜欢吃蔬菜和水果。

　　听到这儿，我便明白，孩子之所以经常上火，出现牙龈肿痛，和他的饮食习惯是脱不了干系的，想要从根本上解决问题，就必须纠正饮食习惯。嘱咐孩子的妈妈回去之后让孩子多吃新鲜果蔬，少吃肥甘厚味，辣椒就更不能吃了，同时让孩子的妈妈回去之后给孩子泡上一杯清热莲栀茶来喝。

　　具体做法：酒黄连、大黄各 0.3 克，栀子、生地、木通、绿茶各 3 克。将上述茶材放到干净的容器内，倒入适量温开水冲洗一遍之后，加入沸水闷泡 10 分钟左右即可。冲至味淡即可。

　　此茶之中的黄连和大黄都是大寒之品，有泻火解毒之功；栀子性味苦寒，可泻火凉血；生地甘寒，能清热凉血、益血生津；木通性味苦凉，可泻火行水。上方之中所选的药材都是苦寒泻火之品，因此泻火之功是比较强的。不过苦寒伤胃，所以不宜久服，脾胃虚寒、食少便溏者要少用，年老、久病体弱者也不宜用。

　　从中医的角度上说，胃热会导致口干、口苦、口渴、口臭、口腔糜烂、牙龈肿痛、小便短赤、大便秘结等症，胃受热邪，或过食煎炸燥热、辛辣肥腻之品是诱发胃火的主要原因。

　　胃热的人平时喜欢吃凉食，觉得吃过冰凉的食物之后胃里很舒服，多数胃热的人胃口都非常好，常常是刚吃过饭没多久就又饿了，当然了，也有的人会觉得胃胀、没食欲。胃热的人平时应当养成良好的饮食习惯，适当吃些性质寒凉之品以清除胃火，平时多喝水，清淡饮食。

湿热袭身，就找二陈汤来帮忙

二陈汤的构成药材包括：半夏、陈皮、白茯苓、炙甘草等，有燥湿化痰、理气和中之功，合理服用能清除痰湿，防治湿热袭身。

几年前的冬季，有位患者来诊所看病，她告诉我说自己这段时间常常恶心呕吐，开始还以为自己怀孕了，买了验孕棒试发现自己并未怀孕。经过检查之后我发现她的舌质淡，舌苔薄而色白，脉象弦滑，通过多方面的分析之后，我断定她出现的一系列症状是痰湿内阻、脾胃不和导致的。

我给她开了些二陈丸，连续服用一段时间之后，她的症状便得到了缓解。二陈丸由二陈汤演化而来，主要由半夏、陈皮、白茯苓、炙甘草、生姜、乌梅等配制而成。主药半夏、陈皮以陈旧者最佳，因而得名"二陈汤"。此汤有燥湿化痰、理气和中之功，能有效治疗痰湿内阻、脾胃不和导致的恶心、呕吐，胸腹闷胀和头眩、心悸，咳嗽痰多等症。

如果你觉得药材太多，可以只取半夏、陈皮两味主药和乌梅，用这三味药煎汤或泡茶，还可以用半夏和陈皮来熬粥。

陈皮半夏粥的具体烹调方法：取半夏15克切碎，陈皮15克切碎，生姜1小块洗净后拍松，将其剁成末；取100克大米，淘洗干净；将上述处理好的食材一同放到砂锅内，倒入适量清水，开大火烧沸后转成小火继续熬粥，调入少许盐或白糖即可。

若为痰湿内阻、脾胃不和导致的泄泻之症，可加一味有温中涩肠之功的肉蔻，用量以3～6克为宜。

在此提醒大家注意，不管是二陈丸、二陈汤、二陈粥还是二陈茶，均有燥湿之功，因此服用的过程中一定要注意辨证施治，若为阴虚燥热或燥痰者，应当慎用上述食疗方和药方，特别是吐血、消渴、阴虚的患者更要忌用。

脾胃湿热长痘痘，就喝荷叶薏苡仁粥

痘痘的形成原因很多：体热、吃肥腻食物、情绪不良等导致肺经热盛、脾胃湿热，久而久之就会灼伤阴液，导致阴虚火旺，湿热淤积在脸上就会长出痘痘。严重者会出现痤疮，痤疮上甚至生出结节和囊肿，此现象多为痰湿凝聚所致。脾胃湿热型痤疮主要表现为粉刺此起彼伏、连绵不断，能挤出黄白色碎米粒样脂栓，或者是脓液，脸上出油光亮，口臭口苦，食欲时好时坏，大便黏滞不爽，舌红，舌苔黄腻，脉弦数。

记得有一次，一位女大学生来到诊所看病，她的脸上长了很多痘痘，口气重、体味大，常常长湿疹，困倦。她告诉我，自己从读高中就开始长痘痘，如今已经到了恋爱年龄，可却由于脸上长痘痘而与男生无缘。

我看那个姑娘面色偏暗，长了一脸的痘痘，而且脸上油腻腻的，看起来不干净。她还告诉我，自己经常觉得腹胀，小便发热，尿色发黄，舌质偏红，舌苔黄腻。综合起来，我断定她出现的症状为湿热所致。

湿热体质的通常气血慵盛，气血太盛就会向上走，脸上生出痘痘，痘为阳证，通常长在肌肉丰厚之处，热到一定程度就会腐烂、出脓。所以说，痘是身体释放热的表现。

我给那个女孩儿开个清热祛湿的方剂，嘱咐她回去之后按方服药，并且告诉她等到脸上的痘痘基本痊愈后每天熬些荷叶薏苡仁粥来喝，对于湿热体质的防治和痘痘都有非常不错的效果。

荷叶薏苡仁粥的具体烹调方法：取荷叶 30 克，薏苡仁 50 克，先将干荷叶清洗干净，剪碎，薏苡仁淘洗干净之后放到清水之中浸泡 2 小时，之后把薏苡仁放到砂锅里面，倒入适量清水煎煮至薏苡仁熟烂，出锅前 15 分钟将荷叶倒入薏苡仁汤里面，等到汤色逐渐变红绿，继续煮 15 分钟即可。取出荷叶，晾温之后调入适量蜂蜜即可。

此粥之中的荷叶有清热解暑、升发清阳、凉血止血之功，经常用来治疗暑热烦渴、暑湿泄泻、脾虚泄泻、血热吐衄、便血崩漏等症，临床医师经常将其用在减肥、祛痘上，依据的就是荷叶的祛湿祛热消脂排毒之功。

薏苡仁是药食两用的除湿之品，也是养颜治痘治疣的佳品，很多偏方、验方之中都以薏苡仁为药引子治痘痘和疣，由于薏苡仁性凉，味甘、淡，能健脾渗湿、除痹止泻，还可治疗水肿、脚气、小便不利、湿痹拘挛、脾虚泄泻等。

将荷叶与薏苡仁搭配在一起，清暑利湿、健脾祛湿热、美白、消脂、祛痘之功都是非常不错的，深受大众的喜爱，平时没事多熬些荷叶薏苡仁粥，既养生又养颜。

脾胃湿热酒糟鼻，就喝三青汤

酒糟鼻又叫酒渣鼻，古名鼻赤。《素问·热论》中有云："脾热病者，鼻先赤。"还有鼻齄，肺风，齄齄，赤鼻，鼻准红，肺风粉刺等称呼。见过酒糟鼻的人都清楚，它是一种非常毁形象的面部表现，熟识酒糟鼻的人会发现，离老远就能看到对方的鼻子。从中医的角度上说，此病为脾胃湿热上蒸于肺导致的。

前段时间有个 20 出头的小伙儿来诊所看病，一进门就指着自己的鼻子对我说："大夫，您看看我这鼻子该抹点什么药膏啊？"我笑着说："先别着急，我得先了解你的病情才能用药啊。"

于是，小伙子就坐下来对我"诉苦"。这酒糟鼻缠着他一年多了，鼻子红彤彤的，上面坑坑洼洼，影响形象不说，还经常红肿，有时候会长出几个白色的脓包，鼻子上经常是油腻腻的。小伙子还告诉我，之所以一进门就问我有什么药膏，是因为汤药他实在喝不下去，喝一次吐一次。考虑到他的情况又综合了一下他所出现的症状，我便给他推荐了三清汤。

三清汤的具体做法：丝瓜 1 条，苦菊 1 ~ 2 根，马齿苋 50 克，猪瘦肉 100 克，生姜 3 片。将丝瓜洗净后去皮，切成滚刀块；苦菊洗净后切成段状；马齿苋洗净后放到沸水中烫一下；猪瘦肉洗净后切成薄片；将锅置于火上，倒入少量植物油，油温烧至五六成热的时候放入肉片，用铲子滑开，烧至颜色变白的时候倒入 400 ~ 500 毫升清水，放入姜，开大火烧沸后放入丝瓜；开锅煮 2 ~ 3 分钟之后，放入苦瓜、马齿苋继续煮半分钟，最后调入少许盐即可。每天 1 剂，1 天吃完。

此汤之中的丝瓜是非常好的防治湿热的食物，适合各类湿热导致的化脓性皮肤炎症和水肿，因此对于湿热导致的酒糟鼻疗效很好；苦菊性凉，入肺经和大肠经，能清热利湿，凉血消炎；马齿苋能健脾利湿，清热解毒，杀菌消炎，止痒止痛。将上述材料综合在一起，有清热除湿、解毒消肿之功。

可以取这三种材料熬粥，具体做法：先取 100 克大米熬粥；100 克丝瓜洗净后切碎；马齿苋洗净后放到沸水中烫一下，切碎；粥熬 20 分钟时，先放入丝瓜煮上 2 ~ 3 分钟，之后放入苦菊、马齿苋继续煮半分钟到 1 分钟，调入少许盐即可。

我让他先回去调治一段时间，注意饮食上不能吃辛辣油腻之品，同时用马齿苋或苦菊煎汤洗鼻，每天早晚分别洗 1 次，有清热解毒，杀虫敛疮之功。连续调养 1 个月之后，小伙子打电话告诉我说自己的酒糟鼻已经减轻很多了，相信再继续调养一段时间就能痊愈了。

湿热消瘦，就喝除湿益脾汤

虽然很多人都在为体重的直线上升而苦恼，为"喝凉水都长肉"而苦闷，但偏偏有那么一小部分人因为"怎么吃都不长肉"而郁闷着，他们想过很多方法增肥：多吃（结果撑得胃部难受而放弃），补充营养素（其实就是一种浪费），不运动（体重没增，身体却变虚弱了）……

有人听说过这样一句话"瘦人多阴虚"，所以很多身形消瘦的人就开始大补特补，可是没补胖，倒是补出火来了，浑身不舒服。因为消瘦者不仅存在于阴虚体质者中，还可能存在湿热体质者中，滋补不当，不仅不能增肥，还会加重脾胃负担，导致脾胃功能下降，变得更瘦。

几年前，有位身形消瘦的男士来诊所看病，他年龄不大，26 岁，用他的话来说，自己就是那种"无论怎么吃都不会胖的身材"，女孩儿身材消瘦还好一点，但是男孩子过于消瘦总是给人不安全感，他想过很多方法增肥，但都无济于事。

脾主肌肉，想要让身上长点肉，首先要调理好自己的脾胃，而调理脾胃首先要做的就是将影响脾胃运化功能的多余的水湿清除出去。于是我便给他推荐了一款除湿益脾汤，让他一个星期喝上两三次。

除湿益脾汤的具体做法：山药 100 克，茯苓 10 克，枸杞子 10 颗，柴鸡 200 克，生姜 1 小块，盐适量。柴鸡剁成块后放入炖盅内，倒入 800 毫升清水；生姜洗净后拍松，放到锅内，开大火烧沸后，撇掉上面的浮沫，之后转成小火继续煮；山药去皮后洗净，切成 1 厘米厚的片状，放入锅中；枸杞子洗净后和茯苓一同放到鸡汤内炖煮至鸡熟透，调入适量盐即可。

喝鸡汤喝腻的时候可以用上述材料熬粥，具体做法：取大米 50 克淘洗干净；山药 100 克，洗净后去皮，切成粒状，和 10 克茯苓一同放入锅中熬粥，煮 20 分钟左右后放入 10 颗枸杞子，继续煮 5 ～ 10 分钟至粥成即可。

连续吃了 1 个月之后，患者的体重增加了五六斤，他非常开心，面色也比之前红润白嫩了很多，之后我嘱咐他逐渐减少食用此方的量。

上述两个方剂之中的山药、茯苓、大米、柴鸡都是滋补之佳品。其中，山药味甘、性平，不燥不腻，入肺经、脾经和肾经，为健脾养胃、补益身体之佳品，还可以润肤养颜。鸡肉滋味鲜美，对身体有非常不错的滋补之功，中医认为鸡肉不仅能补中益气，还能补虚填精。现代医学表明，鸡肉中富含蛋白质、脂肪，有助于长肉、增重。大米有补脾养胃、滋养补虚、强壮身体的功效，非常适合身体瘦弱、皮肤枯槁的人服食。

湿热肥胖，荷叶山陈茶对症减肥

多年以后的同学聚会上，谈论得最多的就是"多年以前我是多少多少斤，多年以后，我……"。的确，很多女孩儿毕业之前体重是两位数，毕业之后是三位数；很多男孩毕业以前三位数的百位是 1，十位是 2，但多年以后两个数字换了位置，当初的匀称身材不见了，眼前展现出来的是水桶腰、将军肚、游泳圈、蝴蝶袖……为什么会变成这样？相信很多人的内心中都会有类似的疑问。

随着年龄的增长，和现代人的工作日趋"办公室化"，越来越多的人从事了办公室的工作，运动量大大减少。基本的每天的生活状态都是：吃完早饭坐在桌子前工作，之后是午饭，继续工作，晚上下班之后坐车回家，到家里躺在沙发上看电视，有时间就吃点家常菜，没时间就边看电视边吃零食……这样的生活状态、生活方式，不胖才怪。这也是为什么虽然胖子随处可见，但是他们的肉却一点都不结实，松松垮垮的，特别是腰部赘肉非常多的原因。

变得肥胖以后，不仅形象大打折扣，行动也变得吃力而迟缓，天气稍热或者稍微一动就会汗流浃背，他们想减肥，但是却无法抵御甜食和肉食的诱惑，也迈不开运动的脚步，可是大家要知道，运动和有节制的饮食是减肥的基础，否则吃什么样的减肥药都是无济于事的。

前段时间有个 200 多斤的 30 出头的男士来诊所看病，让我给他开个能有效减肥的方剂，我笑着说："不运动，不控制饮食，什么药都是起不了作用的。"那位男士听我这么说，皱了皱眉头，之后像是下决心一般说了句："只要能减肥，我都听您的安排。"听到这句话我才点了点头，告诉他回去之后尽量少吃或不吃甜腻、油炸之品，肉类可以适当吃，但是一定要注意不能吃太肥的肉，也不能吃太多，和家里吃肉最少的人吃的量差不多就可以了。西点店的甜品、巧克力、冰激凌基本可以告别了。每天至少抽出 1 个小时的时间去运动，最开始可以快走 1 小时，之后可以慢跑 1 小时。最后我给他推荐了一款荷叶山陈茶，嘱咐他回去之后每天服 1 剂，坚持喝 1 ～ 2 个月一定能看出成效。

他听我这么说非常开心，也暗暗下了决心严格按照我的要求减肥，2 个月之后，当我再看到他的时候肚子已经小了一圈，整个人看起来轻便多了，他告诉我说，自己瘦下了 13 斤，非常开心。但是我嘱咐他，不能因此而停止之前的规律饮食和运动，一定要坚持下去，否则体重还会反弹的，他点了点头，说一定会将减肥进行到底。

荷叶山陈茶的具体冲泡方法：将荷叶洗净后撕碎，之后和干山楂、陈皮一同放入带盖的茶杯内，倒入适量沸水冲泡，盖盖闷 3 ～ 5 分钟即可。每天 1 剂，1 天内喝完。

此茶之中的荷叶有减肥之功，因为荷叶性凉，味苦、辛、微涩，有清热散瘀、健脾利湿之功，能祛除肥胖之根源；山楂有助消化之功，其性微温，味酸、甘，有补气健脾、消食开胃、消肉化积、活血散瘀之功，肥胖患者吃山楂能减肥；陈皮可以理气健脾、温中祛湿，让体内的湿气顺利排除出去，进而减肥。

通过上述分析我们不难看出，坚持服用荷叶山陈茶即可将体内的湿热之气除去，让湿热型肥胖患者变得更加健康匀称。

也可以用上述茶材熬粥，具体做法：取荷叶 20 克，干山楂、陈皮各 10 克，一同放到大茶杯内，倒入 800 毫升沸水闷泡 5 分钟左右，倒出其汤汁，和 100 克大米一同熬煮成粥，若选择的是鲜荷叶，可以将其洗净之后切碎，在粥熬成前 3 分钟放入锅内即可。

不过在此提醒大家注意一点，山楂和陈皮均为行气去积滞之品，所以服荷叶山陈茶和荷叶山陈粥的时候要注意和人参等有补气之功的中药不同用，防止影响各自功能的发挥。孕妇不宜服用。

体内有湿热，就喝荷叶茶

从中医的角度上说，荷叶味甘，性寒，有清热除烦，健脾利湿、升发清阳等功效，是药食同源之品，常食可以轻松祛除身体中的湿热。

一到炎热的夏季，天地之间的湿热之气氤氲蒸腾，对于人的身心来说都是煎熬，不仅闷热得难受，湿热之气还会通过呼吸道、食管或皮肤入侵体内，五脏六腑也会跟着受影响，此时摘几片荷叶和荷花回家熬粥吃，能够很好地清除身体中的湿热。

荷叶味甘，性寒，气味清香，归脾经和胃经，有益气健脾、清暑利湿、凉血止血、升发清阳之功，能预防湿热而致的中暑、热痱、湿疹等，还能提升食欲，治疗中暑导致的头昏脑涨、胸闷烦渴、面色红赤、小便短赤、外感身痛和脾湿泄泻等。总之一句话，荷叶是清除湿热之佳品。

对于身体内有湿热蓄积或易遭受湿热侵袭的人来说，其他季节也可以食用荷叶。但是其他季节所服用的荷叶多为干品，用干品荷叶的时候最好先放到清水中洗净，之后撕碎或切碎，放到 800 毫升的清水里面冲泡，盖盖闷 10 ~ 15 分钟，之后去渣取其汤水和淘洗干净的大米一起放到锅内熬粥即可。也可以直接取 10 ～ 20 克干荷叶放到茶壶或大茶杯里面，倒入适量沸水闷泡 5 分钟，代替茶来饮用。也可以加蜂蜜和冰糖调味，或者直接加入陈皮和山楂等食材同泡。

不过提醒大家注意一点，荷叶虽然清香味美，有除热之功，不过对于脾胃虚寒的患者和正处在怀孕期间的女性来说都是不宜服用荷叶的，因为荷叶既性寒又活血，不仅会加重寒证，还会伤害到胎儿。

如今荷叶已经随处可见，可以用荷叶制成各式各样的美味佳肴，品尝美食的过程中清除身体内的湿热。

脾胃湿热不用愁，试试白扁豆

白扁豆是常见的豆类食品，营养丰富，味道良好，深受大众的欢迎，而且白扁豆还是除湿之佳品。《本草纲目》之中有记载："硬壳白扁豆，其子充实，白而微黄，其气腥香，其性温平，得乎中和，脾之谷也。入太阴气分，通利三焦，能化清降浊，故专治中宫之病，消暑除湿而解毒也。"

由此不难看出，白扁豆味甘，性微温，归脾经和胃经，有益气健脾、和中化湿、通利三焦、清热解毒、化湿降浊之功。和其他膳食或中药同用，还能调治脾虚湿滞、食少、便溏、泄泻、女性白带异常等症。

日常生活中，可以将扁豆加入饮食中通利三焦，化湿降浊，进而达到防治湿热的目的。

通常情况下，白扁豆干品的用量每人每天 15 ～ 30 克，此外，还提醒大家注意一点，白扁豆是有一定毒性的，这种毒性通过加热至熟就能失去，因此，吃白扁豆的时候一定要煮透，防止中毒。

白扁豆不管是果皮、花、叶都能入药，所以，有条件的朋友可以在相应的季节采摘一些白扁豆的花、叶，洗净晾干之后用其泡茶或熬汤、熬粥。

接下来再为大家介绍几款能够祛除脾胃中湿热的药膳：

1. 白扁豆粥

取白扁豆 50 ～ 100 克，大米 100 克，盐适量。将白扁豆放入清水中浸泡一个晚上，之后和大米一同淘洗干净，放到砂锅内，倒入 800 毫升清水，开大火煮沸后转成小火继续熬至粥成，调入适量盐即可。每天 1 剂，可分次食用。

此粥可健脾养胃、清暑止泻，适用于脾虚腹胀、慢性泄泻、疰夏等症。具有益气健脾、滋阴醒神的功效，适用于春季疲乏无力、精神萎靡不振者食用。

2. 白扁豆茶

取白扁豆 500 克，冰糖适量。将白扁豆放到锅中炒黄，研碎，每次取 10 ～ 20 克放到茶杯或茶壶内，调入适量冰糖，倒入 800 ～ 1000 毫升沸水，盖盖闷 15 ～ 20 分钟即可，频繁饮用。

如果将白扁豆炒后其健脾止泻之功会增强。

清热利湿健脾胃，别忘了薏苡仁

脾胃火旺盛的人，本身的脾胃功能就比较差，因此在日常生活中更要注意调养脾胃，饮食上尽量吃一些易消化的食物，以减轻脾胃负担，清降脾火。中医认为，调节胃火时应当遵循清热、消滞的原则，饮食有节制，不宜吃太热、太甜腻的食物，应当增加新鲜果蔬的摄入，以补充维生素、无机盐等人体所需的营养物质，还要注意做好口腔卫生，每天刷牙两遍，饭后漱口。薏苡仁就是非常不错的降脾胃火的食物。

薏苡仁又叫薏仁、苡仁、六谷子，性凉，味甘、淡，有清热排脓、健脾利水、除痹之功，入脾经，能去脾胃之火。中医常用其治疗小便不利、水肿、脚气、脾虚泄泻，也经常将其用在肺痈、肠痈等症。

表侄女非常喜欢吃冰激凌，尤其是到了夏季，更是冰激凌不离手，用她的话来说就是"夏季没有冰激凌，心头火热见饭愁"，可就是秉承着这个信念，表侄女还是"见饭愁了"。

表侄女告诉我，这一阵子她都不想吃东西，也不知道是天气热导致的还是之前吃坏了什么东西。而且，早上醒来的时候她还会觉得身体倦重，就好像昨天晚上没睡好一样，有些便溏，口渴却喝不下水。我对她做了一下检查，发现她的舌苔黄腻，脉濡数，断定她这是脾胃湿热导致的，和她吃冰激凌的习惯是脱不了干系的。

冰激凌不仅甜腻，而且冰凉，会损伤脾阳，致使脾阳虚，无法温暖胃肠，寒气由内而生。脾胃功能受损之后会出现食滞、食阻、气滞等，时间久了就会化热，再加上脾胃失运内有蕴湿，则很容易形成湿热。

我给外甥女开了些利湿健脾胃的药物，同时嘱咐她回去之后吃些薏苡仁调养身体，以清除她体内的湿热，提升食欲。

接下来为大家介绍两款薏苡仁食谱：

1. 绿豆薏苡仁粥

具体做法：取绿豆和薏苡仁各适量，淘洗干净之后放入锅中，倒入适量清水煮半小时，至绿豆开花薏苡仁熟透即可。

此粥有清热解毒、止渴消暑、利肠胃、消水肿、健脾益胃等功效。

2. 冬瓜薏苡仁排骨汤

具体做法：冬瓜洗净后去皮、籽，切成块状；猪排骨洗净之后斩块；薏苡仁淘洗干净；排骨放到沸水中焯一下，焯水后洗净血污，放到锅内，倒入适量清水煮沸，撇掉上面的浮沫，调入适量黄酒，盖盖焖20分钟左右，放入薏苡仁、冬瓜，继续炖煮至排骨、冬瓜熟后，调入适量盐、鸡精即可。

此汤有清热解毒，利湿化滞、降脂降压、通利小便等功效。

清热健脾，就找马齿苋

马齿苋是一种常见的野菜，有益气、清暑热、宽中下气、滑肠、消积滞、杀虫、治疗疮红肿疼痛等症。马齿苋不仅随处可见，容易获得，而且是除湿热的佳品。

马齿苋非常有肉感，口感爽滑，味道甘中带酸，所以现在很多人都将他当成美味的野菜食用，经常用其做馅料，却不知道它有很高的药性，有助于清除人体中的热。因为马齿苋性质偏寒，早在《滇南本草》之中就有记载，马齿苋"益气，清暑热，宽中下气，滑肠，消积滞，杀虫，疗疮红肿疼痛"。意思就是说，马齿苋有益气健脾，清热解毒，利水除湿、散瘀消肿、杀菌消炎、止痒止痛等功效。

马齿苋的烹调方法有很多，如凉拌、做馅、泡茶等，但是提醒大家注意，虽然马齿苋的味道非常不错，但是不宜大量食用，通常来说，成人每天摄入马齿苋干品 10～15 克为宜，鲜品 30～60 克为宜。并且马齿苋性寒，因脾胃虚弱或受凉而出现腹泻、大便泄泻者，或怀孕的女性朋友都不宜吃马齿苋。吃马齿苋时要忌食甲鱼，否者易消化不良、食物中毒。还要注意马齿苋不能和胡椒等温性药物同服，否则会影响其正常的功效。

除了内服外，马齿苋还可以外用，能治疗各种真菌感染性皮肤病，如湿疹、脚气等。直接取马齿苋捣烂外敷，也可以直接用马齿苋煎汁后清洗、浸泡患处。

接下来为大家介绍几款能清除湿热的马齿苋菜肴：

1. 马齿苋粥

取马齿苋 200 克，大米 100 克，味精适量，将大米淘洗干净后放入锅中，倒入 800 毫升清水，开大火煮沸，之后转成小火熬煮；马齿苋洗净后放到沸水锅内焯 1 ~ 2 分钟,切碎备用;大米粥将熟时放入马齿苋煮 2 ~ 3 分钟,最后调入少许盐、味精即可,每天 1 剂。

此粥有健脾胃、清热解毒之功。此粥适合肠炎、痢疾、泌尿系统感染、疮痈肿毒等症。不过马齿苋性寒,所以不能久食。

2. 凉拌马齿苋

具体做法:取鲜马齿苋 500 克,将马齿苋去掉根和老茎之后洗净,放到沸水锅中焯透,捞出,放到清水中洗净黏液,切成段状,调入适量酱油、蒜末、麻油、盐,拌匀即可。

此菜肴有清热利湿、解毒消肿、消炎、止渴、利尿作用。

胃肠湿热致呕吐,就喝竹茹藿香茶

呕吐是常见的症状,导致呕吐原因很多,如吃坏食物、药物反应、晕动症等,其实除了上述原因,胃肠内湿热、暑热都会使得胃气失降反升,进而诱发呕吐。

前段时间有位患者来诊所看病,一进门我就发现她面色黄肿,额头上还渗出了汗水,我问她哪里不舒服,她告诉我说自己不知怎么地,突然呕吐得厉害,都快要脱水了,从她的面色上看,我觉得她的呕吐应该是胃肠湿热导致的,而且她告诉我自己经常口臭身热,胃内胀闷、恶心。综合上述症状,我便确诊她出现的是胃肠湿热,再加上当时正值夏季,天气潮湿闷热,所以才会使得她出现了剧烈而频繁的呕吐。

我给她推荐了竹茹藿香茶,嘱咐她回去之后每天喝上 1 剂,有助于缓解她出现的呕吐症状,以后每次感到恶心、出现呕吐症状的时候都可以用它来泡茶。

竹茹藿香茶的具体冲泡方法:炒竹茹 10 克,藿香 5 克。将竹茹、藿香一同放入大茶杯内，倒入适量沸水，盖盖闷 10 ～ 15 分钟即可。每天 1 剂，代替茶来饮用。

此茶之中的竹茹味甘，性微寒，用生姜汁炒过的竹茹有去热除烦、降气止呕等功效，为临床上常用的治疗烦热呕吐、胃热呕吐的药材；藿香有清热化湿、清暑解表、除风散邪、和胃止呕的功效。竹茹和藿香同用，其清热化湿、除邪止呕之功更甚。

可以将上述茶材放到粥中，效果也是非常不错的。具体烹调方法：取 10 克竹茹、5 克藿香一同放到少量冷水内浸泡 15 分钟，之后和 50 ～ 100 克大米一同熬粥，吃之前拣出药渣即可。

不过在此提醒大家注意一点，竹茹的用量应该在 5 ～ 10 克，用来预防疾病，5 克左右就可以了。并且还要注意一点，用竹茹治疗呕吐症状的时候，应当辨别症状，若为胃感寒挟食导致的呕吐，最好不要用竹茹。

脾胃湿热气不顺，找陈皮来帮忙

陈皮有理气和中、调养脾胃之功，而且还能顺气，能通调三焦之气，补益脏腑，适量服用能够祛除身体内的湿热之气。

去年夏天，有位朋友来诊所找我，他说自己最近肚子经常发胀，吃饭也不觉得香，而且经常觉得整个身体不通畅，憋得难受，让我给他开点药吃。我并没有给他开多种药配伍的方剂，而是只给他开了陈皮一味药，嘱咐他回去之后每天用它来泡茶喝。朋友只是用陈皮泡茶喝了两天，肚子也不胀气了，身体也不憋得慌了，吃饭也正常了。

陈皮之所以能够治疗朋友出现的症状，是因为陈皮本身就是理气和中、调养脾胃之良药，不仅能够顺气，还能够治疗食欲下降，腹胀腹泻，反胃呕吐，咳嗽痰多等症。因为陈皮最能行脾胃之气。

脾胃处在中焦的位置，只有中焦之气畅通三焦之气才能随其畅通。调理三焦利于祛除湿热，按照这个理论推断，陈皮也是一定能将身体内的湿热祛除出去的。陈皮茶的冲泡方法非常简单，直接取10克陈皮和3克绿茶一同泡水就可以了，等到茶稍微晾凉时再喝。

不过提醒大家注意一点，陈皮偏温燥，所以不适合干咳无痰、口干舌燥等患者服用，通常来说，每个人每天的服用量以6～10克为宜，而且要注意不能用鲜橘皮代替陈皮，因为二者的药效是不一样的，而且鲜橘皮上残留的农药对人体健康不利。

接下来为大家介绍几道有助于清除身体内湿热的陈皮药膳：

1. 陈皮油烫鸡

具体做法：取陈皮15克，嫩公鸡1只，调料适量。将公鸡去毛杂后清理干净，放到锅内，放入切碎的陈皮、葱、姜、椒、盐等，煮至鸡六成熟时，捞出晾凉；之后将鸡、卤汁放到锅中，开小火煮至鸡六成熟时，捞出晾凉；将鸡、卤汁放到锅中，开小火煮至鸡熟，取出；卤汁加糖、味精、食盐等，开大火收浓汤汁涂抹在鸡皮上，余汁倒掉；锅内放植物油烧至九成热，先将余下的陈皮放到锅内炸酥，之后将鸡反复用炸陈皮的油淋烫，等到鸡皮呈红亮色时取出，抹上麻油，斩成块状即可。

此药膳有温中益气，燥湿健脾之功，适合胸腹胀满，不思饮食，呕吐反胃等患者服食。

2. 陈皮红豆沙

具体做法：取颗粒饱满的红豆，在前一晚上泡开；电饭锅中倒入足量清水，开始煮豆子；豆子煮5分钟后，放入陈皮继续煮，大概1小时后豆子出豆沙，根据自己的口味调适量白砂糖。

此药膳中的红豆富含维生素B1、维生素B2、蛋白质、多种矿物质，有补血，利尿，消肿，促进心脏活化等功效。多吃能防治脚肿、减肥。其石碱成分能促进肠胃蠕动，减少便秘，促进排尿，消除心脏或肾病而致的浮肿。陈皮味辛苦，性温，有助消化、消滞化痰、宣通五脏、开胃、理气燥湿等功效，和红豆搭配有减肥消肿之功。

燥湿运脾，就服平胃散

平胃散出自《太平惠民和剂局方》，主要构成药材包括：苍术、厚朴、陈皮、甘草、姜枣组成，为治疗湿滞脾胃的要方，合理应用，有燥湿运脾，行气和胃的功效，能治疗湿滞脾胃证：脘腹胀满、不思饮食、口淡无味、恶心呕吐、嗳气吞酸；还可治疗肢体沉重，怠惰嗜卧，常多自利，舌苔白腻而厚，脉缓等症。

脾胃健康对身体健康来说起着决定性的作用，脾胃为消化食物、运化营养和水湿的器官，一旦脾胃功能出了问题，就会吃什么都没胃口，吃什么都不香。现代人的生活习惯多不良，脾胃很容易被湿邪和热邪困扰，而脾胃最怕的也是湿邪和热邪。体内的水湿过多，不仅会增加脾胃的负担，而且脾胃还会由于受湿气影响而动弹不得，最终影响到你的食欲。

脾胃之间互为表里，若脾胃受湿邪阻滞，气机不畅，胃也会跟着受伤害，进而表现出湿滞脾胃，脾胃不和，胃口不好等症，此时服些平胃散燥湿健脾，胃口就会变好，食欲提升。

不喜欢喝茶的人可以用它们熬粥，具体做法：取苍术 9 克，厚朴（姜制）6 克，陈皮 5 克，炙甘草 3 克，一同放入锅中，倒入适量清水浸泡 15 分钟，清水要能没过药材；之后将药材放到砂锅内，倒入适量清水，开大火烧沸后转成小火煎煮 15 分钟，过滤留汁；将药汁和大米一同熬煮成粥，同时根据自己的口味调味就可以了。

平胃散的功效虽然好，但并非适合所有人，因为此方剂之中的多数药材苦辛温燥，易损耗阴血，所以阴虚内热、虚火上炎者，以及孕期女性均不宜服此药。

因脾胃内湿热而导致胃口不佳、吃饭不香的时候，若不想服药，可以取陈皮、甘草各 5 克，泡水、熬粥均可，加上 3～5 克的干山楂效果更佳。

治疗脾胃气虚兼痰湿，就服六君子汤

六君子汤主要由人参、白术、茯苓、甘草、陈皮、半夏组成，有益气健脾、燥湿化痰之功，而且六君子汤的药性平和，补而不峻，为脾胃气虚、兼有痰湿者的良药。

现代人长时间坐在办公室，大部分人每天都会坐 8 小时之上，有时候还要加班熬夜，虽然工作非常辛苦，但是多数人的食量却下降了，而且还会有一种闷胀感，精神状态也不怎么好，常常倦怠无力。实际上，这都是脾气虚弱导致的。有些人还会伴随着便溏、舌质色淡、舌苔薄白等症，实际上，这些都是痰湿导致的。若出现上述症状，可以服用六君子汤。

六君子汤中的六味药都是平和之品，温而不燥，补而不峻，因此得名"六君子汤"，此方之中的人参为百药之王，能大补元气、健脾益肺；白术为健脾胃之品，可补气止汗、燥湿利水；茯苓是渗湿健脾之品；炙甘草性温，既可调补脾胃、和药解毒，又可补三焦元气，散寒除热，益气养血；陈皮能理气和中、燥湿止呕；半夏能和中健胃，燥湿化痰，消胀散结，降逆止呕。所以，由这六味药材构成的六君子汤，能有效治疗脾胃气虚兼痰湿导致的食欲衰退、倦怠无力等，常规用法用量为：人参、白术、茯苓各 9 克，炙甘草 6 克，陈皮、半夏各 3～5 克，每天用其煎汤，分成早晚 2 次服用，连续吃 1～2 个星期。

服用此方的过程中配合饮食调理效果更佳，比如，可以用六君子汤和猪肚熬汤；大米擅长养脾胃，并且粥是最好的滋补之品，所以脾胃气虚者可以用六君子与大米一同熬粥，具体烹调方法：将 100 克大米和 3～5 颗红枣一同洗净，倒入砂锅内，之后再倒入 800 毫升清水，开大火烧沸后，转成小火熬粥；人参、白术、茯苓各9克，炙甘草6克，陈皮、半夏各3～5克，一同研磨成末后放入粥中熬煮，调入适量白糖即可。

不过提醒大家注意一点，六君子汤虽然好，但并非适合所有人，阴虚者不宜服用，因为它的燥湿之功会加速身体中阴津阴液之虚损，加重阴虚症状。由于此方之中有人参，主要功效是补气，因此要忌茶叶、萝卜等下气药，防止影响其功效之发挥。

若食欲非常差，而且伴随着消化不良、积食之症，还可在六君子的基础上添加神曲、山楂、麦芽等能助消化积食的药材；脾胃不和、不思饮食，伴随着上燥下寒症状的人，可以把炙甘草换成生甘草。

健脾祛湿，服用清暑益气汤

一到夏季，天气炎热，很多人都会觉得烦躁异常。稍微动一动，浑身冒汗、黏腻，若不注意降温补水，很容易发生中暑，表现出发热、口渴、自汗、疲乏犯困、不思饮食、胸满身重、大便溏薄等症。因为热盛会耗伤津液，导致气随液脱，出现湿热伤气之证。

去年夏天，有位患者来诊所看病，她告诉我，昨天自己的儿子参加高考，她去学校探望，和儿子一起吃过午饭之后就自行回家了，可能是天气太热，走到家的时候已经浑身是汗，就打开空调坐在沙发上看电视，没过多久就睡着了，醒来之后浑身发冷，今天又出现了剧烈头痛，于是来诊所就诊。

患者的主要症状为：头痛燥渴、痞闷呕食、自汗、舌苔薄、少津、脉细濡，是热郁不发、正虚邪恋，治疗时应当从益气清暑着手。于是我给患者开了清暑益气汤。

清暑益气汤的方剂构成及用法：黄芪（汗少减半）、苍术（泔浸，去皮）、升麻各4克，人参（去芦）、泽泻、神曲（炒黄）、橘皮、白术各2克，麦门冬（去心）、当归身、炙甘草各1.2克，青皮（去白）1克，黄柏（酒洗，去皮）、葛根各0.8克，五味子9枚。将上述药材一同放到砂锅内，倒入2大杯清水，浸泡半小时，开大火煮沸，之后转成小火继续煎煮半小时，过滤取汁，空腹温服。

此方之中的人参、黄芪、白术、甘草能益元气、运脾气；麦门冬、五味子、当归有养阴和血之功；黄柏、苍术、神曲有清热燥湿、消食导滞之功；升麻、葛根、泽泻能升清降浊；当归、青陈皮能调畅气血。此方攻补兼施，标本兼治，能有效治疗湿温气阴两虚。

清暑益气汤一共有两首，一首出自于李东垣的《脾胃论》，被称作"李氏清暑益气汤"，另一首出自王士雄的《温热经纬》，被称作"王氏清暑益气汤"。《温热经纬》中的清暑益气汤除了清暑益气之外，重在养阴生津，适用于暑热伤津耗气之证。《脾胃论》中的清暑益气汤清暑生津之力稍逊，重在健脾燥湿，用来治疗元气本虚，伤于暑湿证。上面介绍的就是李氏清暑益气汤。接下来再为大家介绍一下王氏清暑益气汤。

王氏清暑益气汤的方剂构成及用法：西洋参5克，石斛15克，麦冬9克，黄连、甘草各3克，竹叶、荷梗、知母各6克，粳米15克，西瓜翠衣30克。上药，用水300毫升，煎至150毫升，过滤留汁，空腹时温服。

此方之中的西洋参益气生津，养阴清热，合西瓜翠衣清热解暑，同是君药；荷梗能解暑清热，理气宽胸；石斛、麦冬助西洋参养阴生津，同是臣药；黄连苦寒，功专于泻火，助清热祛暑之力；知母苦寒质润，滋阴泻火；竹叶清热除烦，是佐药；甘草、粳米益胃和中，是使药。将上述药材搭配在一起，能有效治疗暑热气津两伤证。

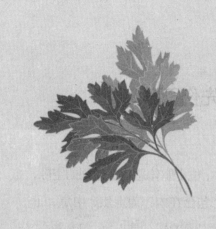

第五章
三焦生湿热，祛除湿热小病全消

湿热损健康，最先伤三焦

三焦是六腑之一，上、中、下三焦的合称，位于躯体恶化脏腑间的空隙，包含胸腔、腹腔，人体中的其他脏腑器官都包含在内，为上焦、中焦、下焦之合称，也就是将躯干划分成 3 部分，横膈以上的器官是上焦，包含着心、肺；横膈以下到肚脐的脏器为中焦，包含着胃、肝、胆等内脏；肚脐以下的内脏器官是下焦，包含着肾、大肠、小肠、膀胱。

上焦主纳，中焦主腐熟，下焦主分别清浊，由此我们不难推断出，三焦和食物的消化、吸收有着密切的关系。《黄帝内经·灵枢·本输》之中提到："三焦者，中渎之腑，水道出焉，属膀胱，是孤之腑也。这句话的意思就是说，三焦是人体之中掌管水液的器官，能疏通水道、运行水液。一旦三焦功能失调，就会导致诸气虚损，食谷运化市场，水液代谢出问题，人体被湿热侵袭，诱发湿热病。因此，清除身体内的湿热是养护三焦的重要内容。

湿热伤身，首伤"膜原"，"膜原"就是指伏邪在身体中潜伏的部位。清代医学界周海提出"伏邪皆在膜原"。在他看来，感受四时不正之气，化成伏邪潜藏在身体之中，附着在"膜原"处。

膜原的广义就是伏邪在体内的潜伏之所，狭义为：内外交界之地，乃一身半表半里，居于卫表肌腠之内，五脏六腑之外的膜及膜所围成的空样结构。膜原和肠胃相联系，上连宗筋。既是外邪入侵体内的必经之路，也是身体中的邪气排出体外的必经通路。如果身体中的正气衰弱，外邪就会从膜原入侵，侵入内部脏腑；如果正气恢复，鼓邪外出，内邪每经膜原透达于外。

"膜原"是三焦的关键和门户，是手少阳所主，它和三焦气机之输布运行有着密切关系，我们都知道，湿热之邪会伤害人的身体，首先受伤的就是膜原，也就是三焦。《湿热病篇》之中提到："膜原者，外通肌肉，内近胃腑，即三焦之门户，实一身之半表半里也。"湿热伏在膜原证，既不是阳明里证，又和伤寒之邪传里化热而在足少阳之半表半里证有区别，可根据湿遏热伏的病例特征与湿热秽浊的邪阻遏膜原症状表现，多靠近中焦阳明部位，因此论治湿热应当从三焦着手。

特别是在湿热发病的时候，会由口鼻吸收外邪，则"邪由上受，直趋中道，故病多归膜原"，也就是三焦。由此我们不难推断，通过三焦养生理念祛除湿热病对防治湿热来说有着重要意义。

而且，三焦是人体元气升降之出入通道，人体的元气要通过三焦到达全身的各个脏腑、组织。三焦是水谷之道路，《黄帝内经》之中提到："三焦者，中渎之腑，水道出焉，属膀胱，是孤之腑也。"意思就是说，三焦是人体之中掌管水液的器官，有疏通水道、运行水液之功。

通过上述介绍我们不难看出，三焦功能失常，就会导致诸气虚损，食谷运化失常，水液代谢会发生问题，人体容易受到湿邪入侵。因此，养护好三焦，即可为赶走湿热打基础，预防湿热病的发生。

扶正三焦狙湿热，常做胸部按摩操

记得有一次，一位二十五六岁的女士来到诊所看病，她告诉我，自己一到夏季就会浑身不舒服，大便不成形，由于肚子不舒服，还成了卫生间的"常客"。

我对她做了简单的检查，发现她出现的是湿热侵袭三焦而致的大便溏泄，我嘱咐她回去之后吃些健脾、祛湿热的药物，并且告诉她平时要注意饮食的均衡，少食多餐，避免吃辛辣刺激、生冷厚腻之品。同时配合做做胸部按摩操，以扶正三焦正气，狙击湿热。

人体细胞要从三焦获得营养，还要将废物排入到三焦之中，经三焦排出体外，因此，三焦功能正常，正气不虚，人体就能从三焦吸收营养或者从三焦排出废物，可是一旦三焦出了问题，诸邪就会生存在三焦之中。所以《黄帝内经》之中有这样的说法："邪客于皮腠理开，开则邪入客于络脉。络脉满则注于经脉，经脉满则入舍于脏腑也。"这句话的意思就是说，一旦三焦出了问题，邪气首先停滞于三焦，不积极养护，邪就会更深，危害到身体健康。捍卫、养护三焦正气，即可防治三焦湿热而引发的一系列症状。

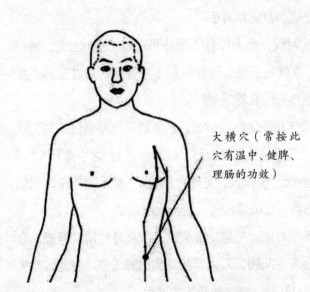

大横穴（常按此穴有温中、健脾、理肠的功效）

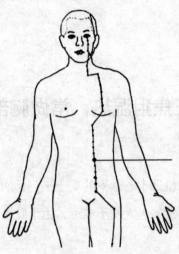

天枢穴（点揉此穴可以增加肠道的良性蠕动，对腹泻、消化不良等都有很好的作用）

接下来简单地为大家介绍一下胸部按摩操的具体操作：取仰卧位，按摩整个胸腹部，重点按摩穴位包括天突穴（位于颈部前正中线上，胸骨上窝中央，左右胸锁乳突肌之间）、华盖穴（胸部前正中线上，平第1肋间）、膻中穴（前正中线上，两乳头连线中点）、中脘穴（胸骨下端和肚脐连接线中点处）、下脘穴（上腹部，前正中线上，脐中上2寸）、天枢穴（位于人体中腹部，肚脐向左右三指宽处）、大横穴（腹中部，距脐中4寸处）等。

找出上述穴位之后，从上到下采用一指禅推法（用拇指指端、螺纹面或偏峰着力在一定位或经络穴位上，沉肩垂肘，腕关节悬屈，通过腕间摆动带动拇指关节的屈伸活动，让其产生的功力轻重交替、持续不断地作用在经络穴位上）按摩，每个穴位按摩半分钟，从上到下反复按摩几次。重点按摩膻中穴、中脘穴、气海穴、关元穴。

大鱼际揉法（以大鱼际部着力于施术部位，沉肩，屈肘，腕关节放松，呈微屈或水平状，用肘关节作支点，前臂有节律地摆动，带动腕关节摆动，让大鱼际在治疗部位上做轻柔灵活的揉动）按摩胃脘和整个腹部，以中脘穴、天枢穴、关元穴等为重点穴位，或是采用一指禅推法按摩，或是沿着升结肠——横结肠——降结肠

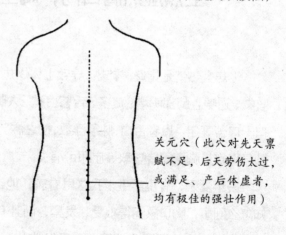

关元穴（此穴对先天禀赋不足，后天劳伤太过，或满足、产后体虚者，均有极佳的强壮作用）

的做顺时针或逆时针方向按摩，每种操作做5分钟。

用全掌或掌根按揉胸部、胃脘到少腹，重点按摩中脘穴、气海穴、关元穴等，按摩到发热发红为止。

用全掌或掌心或掌根在腹部沿着顺时针或逆时针的方向做环形、有节奏的按摩，之后分成三段各震动5分钟：胸部，胃脘部，下腹部。

胸腹为三焦的所在之处，也是其他脏腑的所在之处，三焦穿插在所有机体组织里面，因此能经历于五脏六腑，调节整个生命活动。按摩胸腹，实际上就相当于在全面养护我们的三焦，即可确保气血运行正常、水液代谢通畅，避免湿热侵袭身体，所以，想要防治湿热的人不妨多做做胸腹按摩操，对身体健康大有益处。

但是在此提醒大家注意一点，如果三焦湿热伴随着腹部炎症，或者出现了急腹症，应当暂时停止使用这种方法，防止诱发弥漫性腹部感染，危害身体健康。

上焦湿热胸口闷，喝上一碗郁金汤

上焦炙热就是指痰湿肺热，导致上体燥热，阴阳失调，表现出头部发热、咳嗽、逆喘且肺部满堵、痰多、舌苔白腻、入睡困难、烦热盗汗、小便短赤、口干口苦等症。患者舌白，脉象浮数，按之濡。治疗的过程中要以宣肺为主，肺气得宣，胸满闷堵咳嗽等症即可消失。

去年夏天，有位学生来我这里看病，他告诉我，自己最近一个星期不知怎么回事，胸口憋闷得难受、发紧，而且有点咳嗽。

胸满闷痛的原因非常复杂，不仅涉及心、肺，还涉及其他脏腑问题。因此，治疗的过程中要重视患者的脉象、舌象、外界环境因素等。

我让那位学生吐了吐舌头，舌白；之后为他把了把脉，脉象浮数，按之濡，当时正值夏季，我断定他出现的是湿热导致的不适症，为湿热外邪侵袭上焦导致的疾病。应当从调心肺、祛湿热着手治疗。

我给他开了个祛除湿热、调心肺的方剂，并嘱咐他回去之后喝些郁金汤做好后期的保养工作。

郁金汤的具体制作方法：取郁金10克，洗净后放到砂锅中，倒入1000毫升清水煎至500毫升，过滤留汁，调入适量蜂蜜即可。

此方之中的郁金性寒，味辛、苦，归肝经、心经和肺经，有解郁开窍之功。并且其性寒，能入心经，清心热。对于湿热克上焦、犯心肺，喝郁金汤是非常有效的。此方清热利湿，主治湿温病。湿热酿痰，蒙蔽心包是病机；神智昏时醒为主证；身热不退，舌苔黄腻，脉濡滑而数为佐证。

不过在此提醒女性朋友们注意一点，虽然郁金汤的效果显著，但是并非适合各类女性服用，气血虚而没有瘀滞、阴虚失血的患者禁服此方；孕妇慎服。

宣展气机避湿热，常吃杏仁霜

湿热的形成最先起于中焦，因为中焦连通上下，为气机特别是浊气下降之通道，一旦中焦气机壅滞，气机升降失司，浊气无法下降，壅滞聚结，就会形成痰、火、瘀、湿、滞等致病因素。宿食、燥湿等病理产物堆积，就会导致气机逆乱，邪气和浊气上犯到清窍的病机发生变化，成为各类疾病的发展基础。因此，想要预防湿热克三焦的相关病症，首先要做的就是宣展气机，要先调阳明胃肠之气机，将浊气降下去。

那么用什么样的方法宣展气机呢？答案是杏仁霜。可能我这么说你有些不理解，下面就来详细地为大家解释一番。

杏仁霜就是我们常说的杏仁茶，是宫廷传人民间的风味小吃，将甜杏仁放到热水中浸泡，捏掉其外皮，放到清水里面漂洗干净，加入适量清水和泡发的糯米，采用磨豆腐法将杏仁和糯米磨碎，之后过滤去渣，以汁入调、煮熟，调入适量白糖即可。杏仁霜味道香甜可口，是养生的美食。

杏仁还有疏利开通、破壅降逆之功，有助于三焦气机的通畅、正气的卫护，还能够防止外邪的入侵。

湿为阴邪，性重浊黏腻，湿与热结合，湿热裹结，湿郁积热，热蒸湿动，就会弥漫表里，充斥在三焦。而杏仁有降气、下气开痹之功，能够确保上焦、中焦和下焦气机的顺畅，即避免湿热侵扰。

杏仁霜的具体制作方法：取杏仁霜200克，糯米100克，冰糖10克，将杏仁放到清水中浸泡10分钟，撕掉外面的果皮；糯米淘洗干净之后浸泡5～8小时；把泡好的糯米和杏仁一同放到搅拌机中，倒入200毫升的清水，开低速搅打，至颜色奶白；把打好的杏仁茶倒入漏网之中，过滤留汁在汤锅内，调入冰糖，开小火慢慢搅拌至冰糖融化即可。

经常喝杏仁霜，不但能祛除湿热，还能美白肌肤，因为杏仁本身富含脂肪、微量元素、其他营养物质，能够很好地润泽肌肤；此外，杏仁中还含有大量维生素E，能抗氧化、防止各种因素损伤面部，进而达到美白祛斑，延缓肌肤衰老的目的。

下焦湿热致前列腺炎，就吃茯苓粥

下焦湿热就是指湿热侵及下焦大肠、膀胱和前列腺等处，主要症状包括：小便淋漓灼痛或癃闭、大便腥臭稀溏或秘结、小腹胀痛，或带下黄白而腥臭、身热口渴、身重疲乏、舌红苔黄腻、脉濡数或滑数等。

几年前的夏天，和几个朋友去乡下玩耍，刚到那没多长时间，其中的一个朋友就被暑湿所困，浑身不舒服。当时我们露宿的那个农家的主人得知朋友的情况后，赶忙给朋友熬了茯苓粥，又烙了几个茯苓饼，第二天，朋友便觉得浑身清爽，非常开心。

将茯苓与其他药物配伍，无论寒、温、风、湿之疾，都能发挥出其独特功效。茯苓的利水渗湿、益脾和胃、宁心安神之功是非常显著的，尤其是夏季时，熬些茯苓粥，吃些茯苓饼，对身体是大有益处的。

《用药心法》之中提到："白茯苓，淡能利窍，甘以助阳，除湿之圣药也。味甘平补阳，益脾逐水，生津导气。"《本草纲目》中提到，茯苓"气味淡而渗，其性上行，生津液，开腠理，滋水源而下降，利小便，故张洁古谓其属阳，浮而升，言其性也；东垣谓其为阳中之阴，降而下，言其功也"。《本草正》中说茯苓可"利窍去湿，利窍则开心益智，导浊生津；去湿则逐水燥脾，补中健胃；祛惊痫，厚肠脏，治痰之本，助药之降"。

通过上述论述我们不难推断出，茯苓的确有利水逐湿之功，对三焦均有益处，不仅能益脾，生津润肺，而且还能通调水道，疏利膀胱。经常吃茯苓能养护三焦，维护正气，卸下邪气，避免三焦湿热。

接下来为大家介绍一下茯苓粥的具体制作方法：取粳米 100 克，茯苓粉 5 克，先将粳米淘洗干净后放入锅中，放入茯苓粉，开大火烧沸，之后转成小火熬至成粥，根据自己的口味调入适量调味品即可。

茯苓粥适合大众食用，具有非常不错的养生保健功效，不过要注意一点，阴虚无湿热、虚寒滑精、气虚下陷的患者要慎食。

三焦湿热引头痛，就服葛根菊花汤

头痛是一件让人心烦的事，它迁延不愈，反复发作，折磨不少人。很多人一出现头痛就大把大把吃止痛药，久而久之养成了药物依赖性，虽然止痛药能暂时缓解头痛，但我们都清楚这是治标不治本的方法，而且久服止痛药的副作用也是比较大的。

几年前，某化妆品公司的副总来诊所看病，她告诉我，自己近年 36 岁，正处在事业的高峰期，但是身体却三天两头出问题，如今最让她烦恼的就是头痛的毛病。经常莫名其妙地头痛，特别是心烦上火时，头痛就会发作得更厉害；止痛药成了她的必备品。可经常吃止痛药毕竟不是什么好办法，问我有没有什么既不会对身体产生伤害又能从根本上解决她出现的头痛的药方。

我对她做了一番检查，发现她的面目有些浮肿，舌头发红，舌苔又黄又腻，她还告诉我，自己经常觉得身体发沉，四肢微微有痛感。由此我推断她出现的头痛是湿热导致的。

那么为什么湿热会导致头痛呢？湿热沿着人体三焦上的各个经络蔓延，等到它随着气血上冲至头部和脑部的时候，就会蒙蔽脑海里面的清窍，使人出现头晕甚至头痛症状。因此，治疗此类头痛不但要解表止痛，还应当除去湿热。

这位女士的病情还不严重，所以无须用药，只要生活中注意控制自己的情绪，劳逸结合，防止上火，即可降低头痛发作的概率。饮食上适当吃些有清热除湿的食物，如绿豆、薏苡仁等。此外，我还给她推荐了个食疗方——葛根菊花汤。

葛根菊花汤的具体做法：干葛根 30 克，绿豆 50 克，菊花 10～15 朵。葛根和绿豆洗净后用少量冷水浸泡 15 分钟，将葛根、绿豆和浸泡过的水一同放入砂锅中，倒入 800 毫升清水，开大火烧沸后转成小火继续熬煮，继续煮 15 分钟后放入菊花，继续煮 5 分钟左右即可。每天 1 剂，分成 2～3 次服下，喝汤，嚼葛根，吃绿豆。

连续调养半个月左右，那位女士打电话告诉我说自己的头痛已经很少发作了。

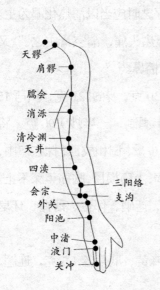

此汤之中的葛根味道清甜、涩，很多人将其当成止渴解馋之品，却不知道它有非常好的解表退热之功，能治疗、改善外感发热和上火、高血压导致的头痛，而且能改善头晕、头痛等症；绿豆可以通气，走三焦经，清热解毒、利尿除湿，能帮助身体清除蒙蔽清窍之湿热。菊花可滋阴清热、平肝降火、散风止痛，有效调治湿热型头痛。

如果觉得熬汤不方便，可以取上述汤料泡茶，具体做法：取干葛根 30 克切碎，和 50 克绿豆一同放到保温瓶中，倒入 800～1000 毫升沸水，盖盖闷 30 分钟；取 10～15 朵菊花放到杯子内，倒出保温杯里面的葛根绿豆水冲泡菊花，盖盖闷 3～5 分钟即可。

在此提醒大家注意要严格控制葛根的用量，30 克即为大剂量，如果用于预防，最佳用量是 9～15 克。此外，葛根菊花汤不适合低血压、心动过缓的患者，用此方之前要确诊自己出现的头晕头痛究竟是不是湿热导致的，从而防止诱发不良后果。

三焦湿热致头痛，就服清湿热三君子汤

你知道吗？很多人出现的头痛症状是湿热蒙蔽清窍所致，需要从清除三焦湿热着手治疗。《兰室秘藏·头痛门》之中提到："心烦头痛者，病在膈中，过在手巨阳、少阴，乃湿热头痛也。"治疗之时应当以清热化湿为主。

中国古代著名的医学家李东垣认为："诸湿热头痛，清空膏主之。"又提到："湿热在头而头痛者，必用苦吐之，或用搐鼻药。"

清空膏的制作方法及用法：羌活、防风各30克，柴胡21克，川芎15克，炙草45克，黄连（炒）30克，黄芩（一半酒制，一半炒）90克，将上述药材一同研成末状，每次服6克，放入茶中少量，调和成膏，抹在口中，睡觉之前用少量白水送服。此方能治疗湿热头痛，上壅损目，脑痛年深不止。

搐鼻散的制作方法及用法：将青黛、石膏、芒硝、郁金、薄荷、牙皂研成末状搐鼻。此方有祛闷湿之功，能除头痛。

红豆散的制作方法及用法：取红豆10颗，麻黄、瓜蒂各1.5克，连翘、羌活（烧）各9克，一同研成末状搐鼻。

接下来为大家介绍一下本节所要重点介绍的治疗三焦湿热导致的头痛的药方——清湿热三君子汤。

清湿热三君子汤的具体制作方法：桑白皮、薏苡仁各10克，甘草5克，清洗干净之后放到砂锅中，倒入2000毫升清水，煎汁至一半的时候，晾温服下。

此方中的桑白皮有泻肺平喘、利水消肿、平肝清火之功，对湿热症的治疗效果非常显著，它是一味可补可利可祛邪的良药；薏苡仁是常用的除湿热、健脾胃之良药，性味甘淡微寒，有利水消肿、健脾祛湿、舒筋除痹、清热排脓之功；甘草生用则气平，能补脾胃不足，大泻心火，而且主散表邪，能消痈肿，利咽痛，解百药毒，除胃积热，去尿管痛，因此，甘草也是除湿热的妙药，而且能清利上焦，祛除湿热蒙窍。将上述三味药同用，即可养护三焦，除湿除热，清蒙利窍，治疗湿热头痛。

不过提醒大家注意一点，选择此方的时候要到医院咨询一下医生是否符合自己所出现的头痛症状，只有辨证施治才能根除病灶。

三焦湿热致困乏，就服加味薄荷饮

很多肥胖者都属于湿热体质，多年的行医经验，我发现多数湿热体质者都曾抱怨自己经常困乏、浑身无力，回到家就想躺在哪里待着，动也不想动。其实，这是湿热体质者的典型症状，不过却经常被人们忽视。

如果我们哪里疼痛或哪里不舒服，一定会提高警惕，但是如果只是身体感到疲乏，却很难引起重视。你知道吗？三焦湿热引起的困乏应当及早调理，否则，时间一久就会导致严重的后果。

记得有一次，一位三十岁出头的女士来到诊所看病，她告诉我，自己结婚之前性格开朗，活泼好动，但是结婚之后整个人却变得非常慵懒，经常腹泻，小便短赤。容貌也发生了比较大的变化。晚上下班回家只想躺在床上不动，有时候连饭都不做，直接带着孩子到外面去吃。身材一天天臃肿，脸上也长出了一些小痘痘。

我看她的精神状态的确不是很好，似乎连说话都懒得动嘴。她的皮肤晦暗，满面油光，夹杂着痘痘。我给她把了把脉，脉象弦濡，又让她张开嘴看了看舌头，舌苔薄腻，典型的湿邪犯三焦。我并没有给她开药，而是给她推荐了加味薄荷茶，嘱咐她回去之后坚持饮服。

加味薄荷茶的具体制作方法：取青蒿 15 克，薄荷 5 克，放入茶杯中，倒入开水，盖好盖闷 15 分钟，晾温后代替茶来饮用。每天 1 剂，分次服下。

此茶之中的薄荷有着特殊的香气，能镇静紧张的情绪，提神解郁，疏散风热，清利头目，疏肝解郁等，还可清除胃部胀气、消化不良，缓解喉部不适，有开胃、消化、缓解胃痛和头痛、促进新陈代谢、消除口臭、解酒醒酒之功。湿热体质者用薄荷能清除体内的湿热，醒脑。将薄荷与青蒿配伍，能大大增加其清湿热的功效。

不过在此提醒大家注意一点，此茶虽好，但性寒凉，不适合寒凉体质者饮服。

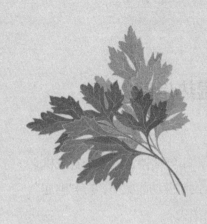

第六章
肺被湿热伤，养好肺脏湿热自消

肺为娇脏，最怕湿热侵袭

肺主气，司呼吸，肺有节律地一呼一吸，即可维持、调节全身气机之正常出入。不过肺很容易受到湿热的侵害，导致呼吸功能减弱，变得"憋屈"。只有及时清除肺部湿热，"憋屈"的感觉才会消失。

我们都屏息凝气过，超不过 1 分钟，我们就已经憋得受不了了，由此可见，呼吸对于人来说是多么的重要啊。进行正常的呼吸需要口和鼻，不过它们只是气体出入的一个外在关口，真正能有节律地进行呼吸的是我们的肺脏。

但是肺为娇脏，很容易受病邪之侵害，从中医的角度上说，肺属阴，而且也主行水，有湿润的特点，而且怕热，喜清凉。一旦温邪犯肺，肺内的湿和热就会和外热互相勾结，形成湿热，也叫肺热。肺被湿热纠缠，呼吸功能就会变弱，正气的生成和其在体内的运行也会受到影响，导致身体发生各种病理变化，表现出胸闷、腹胀、倦怠乏力、声音低怯、气虚咳喘等。只有将肺内的湿热祛除，才可以确保其主气、司呼吸的功能正常，才可以让身体中的气机和外界进行畅通的交换，才不会让身体憋屈。

想要清除肺内的湿热，应当从以下几方面着手：

1. 多喝水、吃除湿养肺食物

每天的饮水量在 800 ～ 1000 毫升，平时多吃些有除湿、滋阴养肺之功的食物，如梨、银耳、百合、枇杷、薄荷、蜂蜜、冰糖等，可以直接用其熬汤。

2. 日常保健不可少

秋冬季节天气转凉，病毒、细菌大波袭来，此时应当注意做好保健防病工作，特别是雾霾天气、扬尘天气等，出门时要戴上防尘口罩，防止肺部受到伤害，诱发咳嗽，出现肺热，最后变成湿热。喜欢抽烟的人最好戒烟，减少对肺脏的伤害。

3. 加强体育锻炼

在空气清新的地方散步、慢跑或练瑜伽、打太极等，都能增强肺部的抵抗能力，预防湿邪之入侵。

4. 做做"养肺功"

采取坐姿，放松身心，调匀呼吸，双腿自然伸直，双脚交叉；身体前躬，弯腰，左右两手支撑地面；之后稍微用力向上抬身体，持续 3～5 秒之后放下，重复此操作 3～5 次为 1 遍，共做 3～5 遍。

养肺功能够增加肺活量，通达肺气、疏通肺脉，祛除肺内湿热。

养肺防湿热，经常循经按摩

暑热之邪或暑湿、湿热之邪能通过卫表或口鼻入侵到肺经，导致肺络受伤，肺气无法宣降，表现出夜不能安、夜不能寐等。严重者会表现出咳嗽、咯血、肩背和上肢前边外侧发冷、麻木酸痛等。因此，防治湿热侵袭肺经、提升肺气非常重要。那么要怎么做才行呢？吃药吗？还是食疗？

服药是一方面，但是药物在帮你祛除身体湿热的同时会产生一些毒副作用，而且中药大都苦口难咽，让很多人望而止步；而食疗的方法对于现代人来说也并不十分容易，忙碌的生活使得大家几乎没有什么时间在家里吃饭，而在外吃饭又很难达到食疗治病的目的；循经按摩就不一样了，只要你每天抽出几分钟的时间循经按摩，即可达到祛除体内湿热的目的，不用刻意地去做什么，也不用吃苦口的药物，对身体无毒副作用，可以说是一举多得。

记得有一次，一位患者来诊所看病，他得的是感冒，确切地说是湿热感冒，感冒基本痊愈时突然开始咳嗽，而且每次一咳嗽都会连续咳很长时间，我给他把了把脉，脉象基本平稳，稍微有些肺气虚弱，我嘱咐他回去之后好好养肺，最简单的循经按摩法就是循手太阴肺经来按摩。

手太阴肺经主治和肺有关的病症，包括咳嗽、气上逆而不平，喘息气粗，心烦不安，胸部满闷，上臂和前臂内侧前边疫痛或厥冷，或掌心发热等。肺经若七组没有偏虚，热则不易受外邪侵袭而患病，湿热之邪也就不容易伤害到肺脏，不会表现出湿热伤肺经之病症。由此可见，养足肺经之气血是非常重要的。

肺经经脉起于中焦（腹部），向下联络大肠，回过来沿着胃的上口贯穿膈肌，入属肺脏，由肺系（气管、喉咙）横行出胸壁外上方，走向腋下，沿着上臂前外侧到肘中，之后沿着前臂桡侧下行到寸口（桡动脉搏动处），又沿着手掌大鱼际外缘出拇指桡侧端，其支脉由腕后桡骨茎突上方分出，经手背虎口部至食指桡侧端。脉气由此和手阳明大肠经连接。

最开始按摩可能找不好经络，没关系，对照人体的经络图按摩几次即可熟悉经络，也可以在中医经络保健师或按摩师的帮助下进行按摩，即可轻松掌握经脉走向。

按摩肺经的最佳时间是早上 5:00 ～ 7:00，肺经当令的时间是 3:00 ～ 5:00，为了养护好肺经，我们一定要在 3:00 ～ 5:00 时处在睡眠状态，而 5:00 ～ 7:00 是人觉醒的时间，此时刚好肺经当令。肺经和大肠经互相络属，构成表里关系，生理病理上相互影响。因此，大肠经当令时按摩肺经很重要，能够互通表里，让肺经之气血更加充足。

而且早上 5:00 ～ 7:00 这段时间周围的环境安静，利于各项操作的进行，按摩肺经能唤醒身体，让人保持充沛的精力。

按摩肺经最好由大肠经络结的地方开始进行，每次最少按摩 3 ～ 6 遍，用掌推，同时在每个肺经穴位上稍稍按揉。坚持按摩能够确保肺系健康，防止各种湿热外邪侵袭。

肺热咳嗽怎么办，就吃川贝母炖雪梨

肺热咳嗽是由肺内郁热、肺气失宣而致的以咳嗽为主的症候，容易发生在免疫力低下的儿童和老人的身上，从中医学的范畴上讲，肺热咳嗽属温病学。

咳嗽是一种常见症状，多数人对于经常发生、出现的症状会"习以为常"，认为这没什么大不了的，不过是小毛病，吃点止咳药就行了。虽然偶尔的、普通的咳嗽只是人体的保护性呼吸反射动作，作用是清除呼吸道内的分泌物或异物，可是如果长期、频繁、剧烈地咳嗽，即为病理现象。

从中医的角度上说，咳嗽主要为外邪袭肺，蕴郁化热或饮食不节、过食肥甘、蕴积化热，火热上乘或情志抑郁，肝经蕴热，木火刑金导致肺中郁热，炼液为痰，痰盛生热，肺失宣肃，所以频繁咳嗽，痰难咯出。每到季节更替的时候，寒热的变化比较大，咳嗽就变得多发。

去年冬天，一个十几岁的孩子来诊所看病，他告诉我，随着冬天的来临，气温的骤降，他已经咳嗽好几天了，止咳药没停过，但是却一直没有好转。

患儿咳出的痰不多，但是是黄痰，总是觉得困乏、纳差，其舌质淡、舌苔黄腻，脉细数，关寸大，是风寒外感、肺胃上逆、气滞不降导致的肺热咳嗽，因此应当从健脾和胃、清肺降逆、化痰止咳着手治疗。

我给孩子开了相应的方剂，嘱咐他回去之后让妈妈每天给他煎1副，同时写了个方剂——川贝母炖雪梨，让妈妈帮他烹调来吃。

川贝母炖雪梨的具体做法：取大雪梨1个，川贝母5克，冰糖适量。先将川贝母研磨成粉；雪梨洗净后去蒂，挖出雪梨心；将川贝粉、冰糖嵌入到雪梨内部，之后盖上梨蒂，用牙签穿连，放到炖盅内，炖45分钟。

此膳食之中的川贝母有化痰止咳、清热散结之功，能治疗久咳痰喘；

梨性味甘寒，入肺经，有清热、化痰、止咳之功。二者同用，即可止咳化痰、清热滋阴，能减轻咽干喉痒、喉痛失音。

治疗咳嗽的时候要注意辨证施治，不能刚出现咳嗽症状就自行服用止咳药，虽然止咳药能暂时缓解咳嗽的症状，却不能根除咳嗽，不对症，咳嗽就会反复发作。肺热咳嗽多发生在肺热感冒而发烧、流黄涕等症的愈后。此时可通过知母冬瓜汤来进行后期的调养。

知母冬瓜汤的具体做法：取知母 20 克，冬瓜 250 克，盐、鸡油各适量；知母洗净，冬瓜洗净，切块，之后一同放到炖锅中，倒入适量清水，开大火煮沸之后转成小火继续煮半小时，调入适量盐、鸡油，煮沸即可。每天 1 次，佐餐或单食均可。

此药膳之中的知母有清热泻火、生津润燥之功，经常用来治疗肺热燥咳、外感风热、高热烦渴、骨蒸潮热、肠燥便秘等症，与有清热解毒、利水消痰、除烦止渴、祛湿解暑的冬瓜搭配，能清热化痰，非常适合肺热咳嗽、痰黄黏稠的患者服用。

湿热袭肺经，就喝连翘败毒茶

提起湿疹，相信很多人都有过患此症的经历，患上湿疹之后，会奇痒难耐，非常折磨人。不过从中医的角度上说，湿疹发生的诱因很多，诱因不同，治疗的方法也不尽相同。除了脾湿、伤阴、血风等因素会导致湿疹之外，湿热也是常见的导致湿疹的原因之一，湿热导致的湿疹为临床常见的湿疹类型。那么要怎么判断自己出现的湿疹是不是湿热导致的？

湿热型湿疹发病比较急，相当于我们平时所说的急性湿疹；局部皮肤出现灼热红肿，或有大片红斑、丘疹、水疱等，湿热型湿疹渗水较多，水大都呈黄色，淋漓不尽，发黏，有腥味，结痂之后变成黄色的松脂样；若是手抓挠，丘疹、疱疹溃破之后会表现出明显的点状渗出和小糜烂，边缘不清晰；伴随着舌质发红、舌苔薄白，脉象滑而数，大便较干，小便黄赤等症。

对于湿热导致的湿疹，治疗时应当从清热利湿着手，适当吃些有清热利湿之功的食物，如绿豆、红小豆、薏苡仁等，可以在医生指导下服用龙胆泻肝丸等中药。平时用温水洗脚，尽量避免用热水，更不能烫脚，尽量少洗澡，防止丘疹、疱疹溃破，也不能使用肥皂等刺激性洗肤用品，不能穿戴或接触羊毛织物，同时忌食辛辣刺激、膻味之品。

我们的肺为上火之源，有通调水液、主皮毛之功，想利湿除热、散风透疹，可服用一些能行走在肺经的清热解毒药。还可以通过食疗的方法治疗湿疹，如连翘败毒茶。

连翘败毒茶的具体做法：取连翘 5 克，金银花 10 克，绿茶 1 ～ 3 克。将连翘、金银花、绿茶一同放到大茶杯内，倒入适量沸水，盖盖闷 5 分钟，代替茶来饮用。每天 1 剂。

此茶之中的连翘是清热解毒之品，性凉，味苦，质轻上浮，为治疗上焦诸热的首选药材，有疏风散热、凉血解毒、消肿散结的功效，能治疗肺经湿热导致的湿疹；金银花性寒，味甘，气芳香，能清热，而且不会伤胃，芳香透达，宣散风热，清热解毒，祛邪除疹，金银花经常被用来治疗各类热性病，如身热、发疹、发斑、热度疮痈等，而且效果非常好。将连翘和金银花搭配在一起，能祛风解毒，宣肺透疹，散热利水，能有效治疗湿疹。

有时间的话，也可以用上述茶材来熬粥，具体做法：取连翘、金银花各 10 克，一同放入锅中，倒入适量清水浸泡 15 分钟，之后开火煎汁，取其药汁和 100 克大米一同熬煮成粥就可以了。

还可以取金银花和连翘外用，涂洗患处，能辅助治疗湿疹，具体做法：取适量连翘、金银花煎汁，等到药水变温之后，每天用其涂洗患处，效果也是非常不错的。

提醒大家注意一点，连翘每天的用量在 3 ～ 9 克，想加大用量的时候一定要遵医嘱。此外，连翘、金银花均为性寒之品，脾胃虚寒、气虚发热者均忌服，防止加重脾胃虚寒、气虚症状。

肺胃湿热生痤疮，喝杯枇杷清肺饮

痤疮是困扰很多年轻人的皮肤病，一般在青春期过后会减轻或痊愈，容易发生在面部，主要表现形式包括：粉刺、丘疹、脓疱、结节等。男性多余女性，其诱因很多，常见的诱因为：内热炽盛、外受风邪，包括肺热、脾胃湿热、热毒、血瘀痰凝等不同类型。

几年前，读大学的女儿的同班同学周迪来家里作客，小姑娘皮肤白皙，身材高挑，可就是处在青春期，长了一脸的痤疮，闲聊之际我才得知，周迪从15岁开始长痤疮，到今天已经有六七年了，涂过药膏，用过去痘的洁面，可就是不见好。后来面部的丘疹相互融合，形成又大又红肿的硬结，溃破之后可以挤出渣样物，愈合后有疤痕。

我对周迪做了一番检查，发现她的舌质红，舌苔黄腻，脉沉弦，断定她这是肺胃湿热，外感毒邪，血热蕴结，便采用清肺胃湿热、活血化瘀、解毒散结的方法为其治疗，给她推荐了枇杷清肺饮。

具体做法：取枇杷叶、桑白皮各6克，黄连、黄柏各3克，人参、甘草各1克。将上述药材一同放入锅中，倒入一碗半清水，煎至一碗，空腹饮服。也可以将上述药材研成粗末，分装到两个空茶包内，制成茶药包，每天上午、下午分别用沸水冲泡，代替茶来饮用，平均15天为1疗程。

枇杷果有祛痰止咳、生津润肺、清热健胃之功；桑白皮能泻肺平喘、行水消肿，二者为主的搭配可清肺胃之热。

在中医看来，痤疮的发病和湿热有着密切关系，因饮食不节而伤脾胃，或脏腑功能虚弱，都会导致运化失常，湿热蕴结在肠道之中无法下达，反而上蒸，阻在肌肤就会形成痤疮。特别是气候干燥、过食辛辣刺激之品后，就会助湿化热，导致痤疮迁延不愈。所以对于痤疮患者来说，有良方调理虽然管用，但关键还是要控制好自己的饮食，做到清淡、无刺激、易消化，少吃肥甘厚味之品，多吃新鲜果蔬，多喝水，保持大便畅通。

起居也要有规律，现在年轻人的生活我是见识过，每天熬夜加班、熬夜打游戏、熬夜聚会的大有人在，而熬夜也是引起体内各个脏腑生湿热的源头，可以说，规律的作息习惯是身体健康的基础。

出现痤疮之后，要注意清洁时用温水，不能用碱性肥皂去油脂，也不能挤压皮疹，以免诱发感染。滥用外用药的方法就更不可取了，轻者症状反复发作，重者甚至会加重症状，诱发严重后果。

肺燥咽喉痒，喝点豆芽节瓜沙丁鱼汤

每到春夏交替的季节，气温就会逐渐上升，雨水也变得多起来，身体素质较差，工作压力较大，常常熬夜加班的人更容易咽喉干痒，不及时调理可能会发展成其他疾病。

几年前的初夏，一位老友前来探访，一起聊天的时候我发现他总是不经意地用手摸喉咙处，我问他是不是喉咙不舒服，他点了点头，说这种症状已经持续2个月了。

他告诉我，这段时间经常觉得自己的嗓子里好像有东西，前几天吃了点麻辣香锅，之后嗓子就开始发干，很疼，张嘴的时候会看到嗓子充血。我给朋友推荐了豆芽节瓜沙丁鱼汤。

具体做法：取黄豆芽200克，节瓜1个，沙丁鱼250克，生姜4片。将黄豆洗净；节瓜洗净后去皮，切成厚块；沙丁鱼洗净之后宰杀，处理干净，沥干水分，放入锅中煎至微黄；砂锅内倒入适量清水，水沸后放入豆芽、节瓜、姜片、煎好的沙丁鱼，开大火煮沸之后转成小火煲 1 小时，调入适量盐即可。

此方之中的节瓜有清热、消暑、利尿、解毒、消肿等功效；豆芽味甘、性凉，有清热利湿之功，能治疗脾胃湿热、大便秘结等症。二者搭配，即可达到清热去火、缓解咽部不适的目的。

咽痒是常见症状，主要为感冒等呼吸道疾病痊愈之后落下的"病根"，虽然毛病不大，但是非常敏感，在吸入冷空气或蒸汽、闻到烟味儿、大声说笑等时均会发作。中医将咽痒列在了"喉痹"的范畴，主要为外邪侵袭或脏腑虚损，导致邪滞于咽，表现出咽部红肿疼痛，或干燥、异物感、咽痒不适等。

朋友回去之后按照我教给他的方法每天喝豆芽节瓜沙丁鱼汤，4 天之后嗓子就舒服很多了，又继续服用几天之后病情痊愈。

咽病初起的时候应当通过药膳来调理，防止病情进一步发展。但是要注意，不能因为咽痒而随意服用润喉片，因为润喉片只能暂时缓解症状，却不能根治疾病。出现咽痒之后，要注意多喝水，多吃新鲜果蔬，均利于病情的痊愈。

湿热咳嗽不用愁，常吃猪肺薏苡仁粥

咳嗽虽然是一种简单的症状，但是其诱因却有很多，可能是感冒引起的，可能是刺激引起的，也可能是湿热引起的，多数人的咳嗽症状经过简单的治疗即可痊愈，但是有些人却在剧烈而频繁的咳嗽声中辗转反侧难以入眠，这里主要介绍的就是湿热导致的咳嗽。

外感湿热，或饮食不节，后过食肥甘厚味，就会导致湿热内蕴，复感外邪，导致湿热邪气闭郁肺经，形成湿热咳嗽。此类咳嗽缠绵难愈，咳嗽声重，痰黏少甚至无痰，经常伴随着口干不欲饮，便溏不爽，午后低热，身体困怠等。湿热导致的咳嗽最开始多为实证，但是长时间迁延不愈就会表现出肺、脾、肾的正常虚损，不过湿热之邪缠绵不去，所以治疗的过程中首先要辨清虚实。

曾经有位私营企业的老板来诊所看病，他告诉我，自己的咳嗽症状持续了快五年了，一到夏末秋初，天气骤变，就会发生咳嗽，而且经常连续几个月都治不好，就诊的时候他告诉我自己已经连续咳嗽一个多月了，尤其是凌晨四五点钟的时候咳嗽得更为严重，无法踏踏实实地入睡。

我对他做了一番检查，发现他的舌红，舌苔黄而厚腻，脉濡滑，确诊为湿热郁肺、气失宣肃，于是给他开了化湿清热、宣肺止咳的药方。连续服药 5 剂之后，患者的咳嗽症状得到了显著的缓解，夜间已经可以睡得很踏实了，不过仍然有痰，而且痰液黏稠。我在基础方上做了调整之后又给他开了一个疗程的药，药服完后只是偶尔咳嗽。后又开方 3 剂，同时给他推荐了一款药膳——猪肺薏苡仁粥。

具体做法：取粳米 100 克，薏苡仁 50 克，猪肺 150 克。将猪肺反复冲洗干净之后切成小块，用开水略烫之后捞出；薏苡仁洗净之后放到冷水中浸泡 5 小时，和淘洗干净的粳米一同放到锅中，倒入适量清水，开大火煮沸之后放入猪肺，转成小火继续熬煮至粥熟，调入少许盐即可。

此粥之中的猪肺性味甘平，适合肺虚久咳的患者食用；薏苡仁是健脾渗湿之佳品。二者同用熬粥，能补肺化痰。

湿为阴邪，性重着黏滞，当它和热相蒸，壅滞上焦阻遏肺气时，就会导致湿热咳嗽，此症难治，病程较长。治疗时应当从清热化湿、开泄肺气着手，不过肺为娇脏，不耐寒热，所以清热化湿不能太过，不能用过于苦寒、峻猛之品，日常调补也要温和一些，以健脾利湿、宣肺止咳为主。

配合药物、药膳调理的同时，还应当注意日常的防护和调养，注意增减衣物，保持室内温湿度的适宜，避免吃甜腻辛辣之品，多喝水，确保睡眠的充足。坚持内调外养，湿热咳嗽自然能痊愈。

增强肺气制湿热，少不了五行养肺汤

肺气，即肺之精气，主要表现为肺主气，司呼吸，主宣发肃降，通调水道，朝百脉而主治节。《黄帝内经》之中有云："诸气者，皆属于肺。"

肺主气的功能主要包括两方面：主呼吸和主一身之气。通过肺之呼吸作用不断吸入外界的清气，排出体内的浊气，吐故纳新，让机体和外界的环境之间进行气体交换，进而维持人体的生命活动过程；而肺主一身之气指的是肺主一身之气的生成和运转，也就是调节全身的气机，肺有节律地进行呼吸，身体中各个脏腑之气的升降出入则通畅协调。肺之呼吸失常不但会影响到宗气之生成和一身之气的生成，还会导致一身之气不足，也就是"气虚"，表现出少气不足以息，声低气怯，肢倦乏力等症，表现出各个脏腑经络之气的升降出入运动失调。

肺主行水，指的是肺气之宣发肃降作用推动、调节全身水液之输布、排泄，肺主行水主要指两方面：通过肺气之宣发将脾气转输至肺的水液和水谷之精中较清的部分，向上向外布散，向上到达头面诸窍，向外达到全身皮毛肌腠以濡润之；输送至皮毛肌腠的水液于卫气之推动下化成汗液，同时在卫气的调节作用下有节制地排出体外；通过肺气之肃降作用把脾气转输到肺的水液和水谷精微中相对稠厚的部分，向内向下输送到其他脏腑，同时将脏腑代谢过程中产生的浊液向下输送到肾，转化成尿液。

一旦肺气受到外邪侵袭，肺失宣发，水液向上向外的输布就会失常，表现出无汗、全身水肿等症；内伤及肺，肺失肃降，水液无法下输其他脏腑，则浊液无法下行到肾或膀胱，表现出咳逆上气，小便不利或是水肿。肺气行水的功能失常，脾转输至肺的水液无法正常布散，聚集在一起，就形成了痰饮水湿；水饮蕴积于肺，阻塞气道，就会影响到气体交换，表现出咳喘痰多，甚至无法平卧，病情继续发展，会表现出全身水肿，影响气体脏腑功能。水液之输布障碍主要为外邪侵袭，导致肺气之宣发失常，所以临床上多选择宣肺利水之法治疗此病。

肺朝百脉指的是全身血液通过肺朝百脉流经于肺，通过肺之呼吸作用交换身体内外的清浊之气，之后通过肺气之宣降将富含清气的血液经百脉输送到全身各处。身体的血脉都属于心，心为血液循环运行之基本动力，血液之运行要依赖肺气之推动、调节，也就是肺气有助心行血之功。

肺通过呼吸运动可调节全身之气机，进而促进血液之运行，肺吸入的自然界清气和脾胃运化来的水谷精微化成的谷气结合在一起生成宗气，宗气有贯心脉，进而推动血液运行之功，肺气充沛，宗气旺盛，身体的气机条畅，血液运行正常；如果肺气虚弱，或壅塞，无法助心行血，就会导致心血运行不畅，甚至出现血脉瘀滞。

肺主治节，主要指肺有治理调节肺之呼吸、全身之气、血、水的作用，主要表现在四个方面：治理调节呼吸运动；肺气之宣发和肃降相协调，维持通畅均匀的呼吸，让身体中的内外之气得到正常交换；调理全身气机，通过呼吸调节一身之气之升降出入，确保全身气机的条畅；治疗调节血液之运行，通过肺朝百脉和气之升降出入，辅助心脏推动、调节血液运行；治理调节津液代谢，通过肺气之宣发、肃降来治理、调节全身水液之输布、排泄。

所以，我们只要养好肺即可确保肺和身体之正气不虚，防止湿热等邪的侵袭。那么要怎么来养肺呢？不妨试试五行养肺汤。

五行养肺汤的具体制作方法：取莲子、红小豆、绿豆各15克，黑豆20克，银耳10克，山药50克。将莲子洗净后泡发；银耳洗净后泡发；红豆、绿豆、黑豆分别洗净后放到清水中浸泡2小时，山药去皮后清洗干净；将上述食材放入砂锅中，倒入适量清水，熬煮至豆开花，汤浓稠，晾温，调入适量冰糖即可。

此汤之中的莲子、银耳均为养肺佳品，其中，白色入肺，银耳养肺，莲子可清心醒脾，补中养神，健脾补胃，益肾涩精止带，滋补元气等为，能够很好地养护五脏六腑。

银耳不仅入肺，而且补肺润肺，有强精、补肾、润肺、益胃、补气、和血、强心、壮身、补脑提神、美容嫩肤、延寿等功效；红小豆入心，有利水除湿、消肿解毒之功，能够治疗水肿、脚气、黄疸、泻痢、便血、痈肿等症，水湿停滞于身体之中引发的疾病均可用红小豆除湿；绿豆有养肝胆之功，从五行、性味、归经的角度上说，青色入肝，而且可除湿除热，能够很好地养护脏器、排毒；黑豆有养肾、清热、排毒等功效。

经常喝五行养肺汤能够调养好五脏六腑，平衡身体之阴阳、气血，利于维持正常肺气和肺功能，防止外邪入侵肺脏和肺经。湿热犯肺会让人生病，日常生活中，湿热体质者应经常喝五行养肺汤。

清肺润肺避湿热，常饮柿子酒

提起酒，我们会联想到一系列的酒类：葡萄酒、啤酒、白酒、果酒、鸡尾酒等，尤其是葡萄酒、果酒，营养丰富，酒精度低，深受大众欢迎。而且中国的酒文化历史悠久，被誉为"百药之长"，它是一种天然的有机溶剂，能够将食材里面的有效成分充分溶解在酒内，最大限度地发挥出食材和酒的功效。不过知道"柿子酒"的人并不多。

几年前，有个朋友来家里做客，席间，朋友诉出了折磨自己近一个月的咳嗽症状。朋友的咳嗽声重浊，无痰，身体疲倦，胸脘痞闷，大便溏，小便黄，舌梢红，舌苔微黄厚腻，脉细。我确定他这是湿热阻肺所致的咳嗽。治疗的时候应该从降肺化痰止咳着手。我给他开了些冬瓜仁、桃仁、苇茎、薏苡仁、杏仁、车前子、前胡、桑白皮等为主的方药，嘱咐他回去之后每天服1剂。当时家里刚好储备了些柿子酒，临走的时候我让他拿了些回去，嘱咐他回去之后勤喝着点。

大概连服 7 剂之后，朋友的咳嗽症状减轻了不少，后来继续服用柿子酒至咳嗽痊愈，至今未复发过。

那么柿子酒究竟有没有治疗咳嗽的作用呢？从中医的角度上说，柿子味甘、涩，性寒，归肺经，其味甘而气平，性涩而能收，所以有清热去燥、润肺化痰、止渴生津、健脾、治痢等功能。因此，柿子为慢性支气管炎、高血压、动脉硬化、内外痔疮患者最适的美食。

我们都知道，柿子有非常不错的养肺、润肺之功，而且还可润肺化痰，养护肺部正气，此外，柿子性涩而无法收，又可健脾、治痢等，在健脾益气、除湿方面均有不错的效果。因此，柿子对于湿热侵肺而致的一系列症状都有不错的防治之功。

将柿子酿成酒，不但能充分保留柿子的营养成分，而且可以通过酒的特性让身体充分吸收柿子酒中的养分，进而达到燥湿、化热、生津、止痰的目的。

柿子酒的具体制作方法：购买来未熟透的柿子，洗净后剔除掉烂柿子，将柿子放到能漏水的容器内，等到柿子表面的水分蒸发掉之后将其放到酒坛之中。要注意，酒坛不能是塑料的，可以是陶瓷的或玻璃的。将双手洗净之后直接抓起柿子使劲一捏，捏碎，之后将糖放到柿子上面，柿子和糖的比例为 1 ：3，也就是说，1 千克的柿子放 3 千克的糖。之后将坛子密封好，可以将洁净的纱布覆盖到罐口，之后用保鲜膜将罐子密封好，盖好盖子，密封之后放到阴凉的地方保存。天热时发酵 20 ～ 30 天，天冷时室温下发酵 40 天，启封之后，捞出漂浮在上面的柿子皮等固体，过滤，饮酒。想要让酒劲儿更足一些，可以延迟启封的时间。启封之后，每次舀出柿子酒后都要再将坛子密封好，防止酒味挥发。

为了防止湿热袭肺，可以适量喝些柿子酒，但是提醒大家注意一点，柿子之中含有一种叫作单宁的物质，能够与人体中的铁元素结合，进而阻碍人体对铁质的吸收，因此，贫血的患者还是应当少吃柿子，糖尿病患者禁止饮用此酒，以免血糖升高，加重病情。

清肺停喘，常备加味百合汤

记得有一年，两个人搀扶一位三十出头的女士走进诊所，患者的家属告诉我，之前患者的哮喘发作，已经采取了急救措施，这会儿看起来平静多了，我让患者先平稳心静，不要说话，之后给她把了把脉，脉象浮数，按之有濡，舌头有湿热之象，说明她患的是湿热哮喘。

我给患者开了药，又嘱咐其家人回去之后给患者煮点加味百合汤服用，对患者病情的痊愈大有益处，同时告诉他们主要患者的日常饮食，一定要清淡，切忌大鱼大肉、辛辣刺激等。

从中医的角度上说，鱼虾蟹肉等荤菜、油腻食物容易导致脾虚，饮食不规律，痰浊内生，上干于肺、壅阻肺气，诱发哮症。辣椒、胡椒、生姜等辛辣刺激之品能刺激呼吸道，加重咳嗽，所以要注意避免食用，以免导致哮喘发作。

加味百合汤的具体制作方法：百合、桑白皮、紫苏叶各 10 克，薏苡仁 20 克。将百合、薏苡仁、桑白皮、紫苏叶分别清洗干净，一同放到砂锅中，倒入 2000 毫升清水，水沸后转成小火继续熬煮至 1000 毫升，晾温后过滤服食。

从中医的角度上说，百合有润肺止咳、清心安神之功，对哮喘患者大有益处，百合有润肺止咳之功，再加上百合能安神定志，而哮喘患者最怕的就是情绪激动，百合有补中益气之功，正气不虚，则邪气无法上行，不易导致哮喘等症；再加上百合性凉，因而对湿热症大有益处。

紫苏叶有行气宽中、消痰利肺、和血、温中、止痛、定喘、安胎之功，能够有效防治哮喘。

桑白皮有泻肺平喘、利水消肿之功，能够治疗肺热咳喘、面目水肿、小便不利等症，因此是治疗湿热哮喘的良药。薏苡仁有清湿热、健脾利湿之功，是湿症保健之良药。

将上述药材搭配在一起，即可达到利湿清肺、定喘的目的，非常适合湿热哮喘或湿热咳嗽的患者服食。

祛除湿热止咳嗽，就服三仁汤

湿热为病，以湿为主，多为南方梅雨、长夏季节，湿热之邪由外向内侵袭，肺卫受邪，由于受邪的素体不同，表现出湿热在表和湿热郁肺之不同证候。湿热在表，由于湿郁肌表，卫阳被遏而表现出恶风或发热，头身困重，胸闷无汗，肢节酸楚，口黏不渴，或者渴不喜饮等，病位在表。暑热郁肺证表现为湿热郁肺、肺失宣降为主的咳嗽症状，病位在肺。

湿热咳嗽并不少见，治疗时应当以清肺、利热除热入手。那么如何辨别是否为湿热咳嗽呢？

湿热咳嗽的热重于湿者，会因为肺气不宣，热伤津液，常常痰少质黏，咳吐不利；湿重于热者可能痰质稀量多。热证而脉不数，舌质红而舌苔白厚腻。热证而面部红反淡黄，精神不烦躁反呆滞，口干而不引饮，喜温饮，大便数日不解而不燥结，大便溏而排不爽，身体困怠而活动后稍减等。病程长，病情缠绵不愈，而且有一般湿热证症状。

临床上治疗湿热咳嗽时最常用的是千金苇茎汤加味，效果非常好。基本处方：苇茎，冬瓜仁，桃仁，薏苡仁，杏仁，车前子，前胡等，不过此方是治疗痰血热邪互结肺脏、久而成脓的肺痈而开的方，主要作用是清肺化瘀。利湿之力不足，止咳的效果不理想，也没有降肺的功效。在原方的基础上加用有止咳之功的杏仁来调理。一般的家庭保健防治湿热咳嗽的时候可试试三仁汤。

三仁汤的具体制作方法：冬瓜仁、薏苡仁、杏仁各 20 克，将冬瓜仁、薏苡仁和杏仁分别淘洗干净，之后一同放入砂锅之中，倒入 2000 毫升清水，熬煮至沸后转成小火，熬煮至水剩一半的时候即可。

此方之中的杏仁有宣肺止咳之功；冬瓜仁有清热利湿降肺之功；薏苡仁有利湿、健脾、清结热之源的功效。三者合用，即可清热利湿生津、宣肺化痰止咳，有效治疗湿热咳嗽。

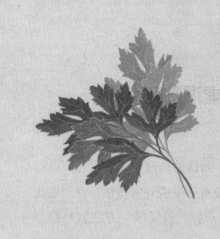

第七章
心包经受湿热扰，养好心脏湿热跑

养好心性，心气不虚湿热不伤

人体中的正气充足，邪气才能不入侵，身体才能健康无病，这一点对于养好心包之正气，防止湿邪入侵体内伤及身心来说非常适用。说到这儿可能会有人问了，要怎么做才能做到这一点呢？最简单的方法就是修身养性。

注意修身养性即可平稳情绪，平衡心态，凡事都要想得开，懂得适应周围的环境，懂得控制自己的情绪，将不切实际的幻想抛弃，这样才能拥有平和的心态，达到养生保健、心态平衡的目的，保持身心健康。

没事的时候多到环境美好的地方去逛逛，如果自己因为什么事情纠结于心，觉得人生没有什么快乐而言，应当懂得调节自己的心境，将纠结在心的事情抛开，懂得脱离世俗，即使生活的确不如意，也应当懂得感受身边的美好，懂得养护自己的心神。

多到景色优美的地方去散心，听听能舒缓心神的音乐，多参加一些公益活动，听听舒缓悦耳的音乐，让自己处在愉悦的环境之中。懂得丰富自己的见识，充实自己的生活，促进情绪向愉快的一面转换。

我们每个人都应该切合实际，用客观实际来代替幻想，少一些推测和胡乱猜想，防止内心世界凌乱不堪，阻碍身心健康，应当懂得尊重客观事实，让心理保持平衡自然的状态。

尽量避免与周围的人发生冲突，坚持与人为善，懂得与人开心友好地相处，这样才能让自己更加开心，心态平和、简单，身心不纠结，气血才得平和，人体也能免受外邪的伤害。

对任何事情都应该有拿得起放得下的精神，当然了，这种心态是一种修行，不是什么人都能做到的。我们应该懂得放下欲望、面子等，用心去体会生命内在、真实的东西，这样才能避免让自己活得那么累，懂得放下贪欲，这样才能获得心安，感受到自然界之中的美好。还要懂得放下内心的浮躁，用正确的心态看待得失和荣辱，做到宠辱不惊，笑看一切。

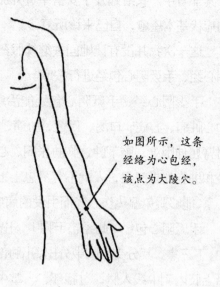

如图所示，这条经络为心包经，该点为大陵穴。

每一天都尽量过得开开心心的，将精神集中在今天，不要总念叨着未来，做好今天的事情，制定运动计划，每天抽出时间去运动、娱乐，保证充足的睡眠。总之，尽可能让自己过得开开心心的、平平和和的，做到不伤心，养好身心，心气平和，心气不虚，邪伤不到身体，湿热也就不能伤身体。

用好心包经，养心的同时除湿热

心主神明，在志为喜，心受热邪之后，最先表现出的就是不开心、不快乐，几天之后再发热。热邪和正气相搏会突然心痛、面赤，汗为心液，热盛就会灼津液，没有力气发汗，所以没有汗液。

记得有一次，一位女士在爱人的陪同下来到诊所看病，那位女士面无表情，稍皱眉头，女士的爱人告诉我，从几天前开始，自己的老婆就闷闷不乐的，而且忽然说自己头痛，之后就出现了发热、呕吐等症，赶忙带着她到诊所来。

听完男士的叙述，我的心里大概有了数，之后我看了看女士的舌头，舌质红，舌苔黄腻，脉濡缓，的确是湿热症。治疗时应当从宣化上焦、辛开其郁着手。我给她开了安宫牛黄丸加减，连续服药 3 天之后，那位女士的症状基本痊愈，自己来诊所复诊。

这一次我并没有让她回去继续服药，而是嘱咐她回去之后每天循手少阴心经、手厥阴心包经进行按摩。

手少阴心经、手厥阴心包经能治疗和心、心经、心包经有关的病症，如心脏病、心痛、口渴、目黄、胁痛、臑臂内后廉痛厥、掌中热、手心热、肘臂屈伸困难、腋下肿、胸胁胀闷、心烦、面红、目黄、喜怒无常等。心经和细胞如果气足，人就不容易患上上述疾病，湿热之邪也就不容易伤及心系，能够避免湿热伤心经而引发的病症。因此，养足心经的气血非常重要。

手厥阴心包经：此经起于胸中，出属心包络，向下穿过膈肌，络于上、中、下三焦。其分支由胸中分出，出胁部腋下 3 寸处天池穴，向上到腋窝下，沿上肢内侧中线入肘，过腕部，入掌中，沿小指桡侧到末端少冲穴。另一分支由掌中分出，沿无名指尺侧端行，经气于关冲穴和手少阳三焦经相接。

手少阴心经：起于心中，出属心系，内行主干向下穿过膈肌，联络小肠；外行主干，从心系上肺，斜出腋下，沿着上臂内侧后缘，过肘中，经过掌后锐骨端，进入掌中，沿着小指桡侧到末端，经气在少冲穴处和手太阳小肠经相接。支脉由心系向上，挟着咽喉两旁，连系于目系，也就是眼球内连于脑的脉络。

天池穴（爱生闷气的女士平时一定要坚持每天用掌根转着揉它，顺着它捋，可以很好地防治乳腺增生）

选择在午时 11:00 ～ 13:00，也就是心经当令之时处在休息状态，不要干扰阴阳变化，此时按摩一下心经，借助天地阴阳转化之时利用天机之运行获得对身体有益的能量，对养心、养身来说都是非常有好处的。

选择在戌时 19:00 ～ 21:00，此时心包经当令，循经推摩心包经，能够解郁、解压、养心，还可以每天晚上睡觉之前拨十几遍的天泉穴（位于腋下里面的一根大筋），这样做即可养心，清除心包积液，进而增强心脏活力，让整个身心代谢更加旺盛。

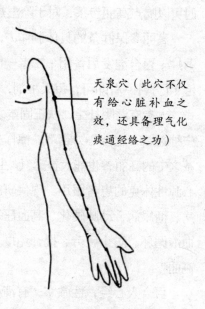

天泉穴（此穴不仅有给心脏补血之效，还具备理气化痰通经络之功）

每次循经按摩心经和心包经 3 ～ 6 遍，用掌推，同时在每个肺经穴位上稍微按揉，长期坚持此按摩方法能够很好地养护心脏、心包及心经、心包经所络属部位。

心脏怕湿热，喝杯高丽参保健茶

天气闷热、潮湿的时候，医院里面的心脑血管疾病患者就会增加。我的一个朋友患心脏病已经很多年了，去年夏天来北京旅游，第二天早上起床的时候突然觉得一阵阵胸痛，到医院做心电图出现了明显的缺血性改变，已经是心绞痛了，立即住院。

还有一位刚满六十岁的老爷爷到车站去接孙子，又累又渴，浑身是汗，之后胸闷、头晕，开始以为是中暑，后来到医院就诊，发现自己是心绞痛，服药之后症状得到了缓解。

夏季是心脏病的高发季节，很多时候发作有假象，症状不典型，有些人胃痛，有些人背痛，有些人手麻等。老年人的耐受能力比较强，所以有的时候病情虽然已经很严重自己却不知晓，最终延误病情。心脏病患者平时可以喝点高丽参茶，对于除湿热、养心保健来说大有益处。

高丽参保健茶的具体制作方法：高丽参、百合各 5 克，将高丽参切成薄片；百合泡发后备用；二者一同放到玻璃杯中，倒入适量沸水冲泡，浸泡 10 分钟左右即可，每天 1 剂，边喝边泡。

人参有滋阴补生，扶正固本之功，能大补元气、滋补强壮、生津止渴、宁神益智，适合心力衰竭、惊悸失眠、体虚、心源性休克的患者服用。此茶之中的高丽参也能大补元气、生津安神，适合心悸失眠、体虚、心力衰竭、心源性休克的患者服用。现代研究表明，高丽参能在一定程度上预防心脏病、糖尿病、动脉硬化、高血压等症，此外，还有抗癌、控制疾病、促进血液循环、防止疲劳、提升免疫力之功。因此，心脏病患者非常适合服用高丽参。

百合入心经，性微寒，有清心除烦、宁心安神之功，经常用来治疗热病后余热未消、神思恍惚、失眠多梦、心情抑郁、喜悲伤欲哭等症。

将高丽参和百合联用，能够提升补养心气之功，有助于防治外邪的入侵。

湿热生痰蒙心包，喝碗玉竹猪心汤

很多人都出现过胸闷症状，好像是一口气憋在胸口，难以抒怀。一般来说，当我们长时间待在密闭的环境中，或者生气郁闷，或者气压偏低时就会产生胸闷的感觉，对于上述情况导致的胸闷很容易解决，只要换个环境或者舒缓自己的情绪就不会觉得胸闷了。像这种胸闷是不用去医院看医生的，可以自行解决。不过上了年纪的人出现胸闷的时候千万不能掉以轻心，要及时就医，防止发生危险，威胁生命安全。

　　通常来说，高温多雨的夏季，在闷热潮湿的情况下，心脏的负担也会变大，易诱发心脏病。

　　前段时间我正在诊所给病人看病，突然闯进来一个人，我一看，认识，是同小区的小刘，小刘一进门就着急地对我说："大夫，您快去我家里看看吧。"我赶忙随他去了他家，原来，小刘的妈妈刚从医院回来。

　　十几天前，老人突然昏迷，住院之后发热咳嗽、胸闷气喘，时昏时醒，昏迷的时候说胡话，醒过来的时候也不是很明白，喊她的名字他还能答应，十几天了，没发现任何异常，给老人用了抗炎解痉、平喘化痰药物静脉注射，可是没什么效果。于是家人商量着接老人出院试试中医疗法。

　　我对老人做了一番诊断，发现她的舌苔黄腻、脉濡滑数，确诊她是湿热酿痰蒙蔽心包，应当采用化湿清热、芳香开窍的方法，我给老人开了菖蒲郁金汤送服至宝丹 1 丸，服药之后，老人的神志逐渐恢复，继续用清热化痰、宣肺平喘的方剂之后，老人基本恢复健康。后我又嘱咐小刘每天给老人做玉竹猪心汤来吃，以养心、解除胸闷。

　　玉竹猪心汤的具体做法：取玉竹 50 克，猪心 1 个，生姜 2 片。将玉竹浸泡至软后切碎；猪心剖开，洗净；将玉竹放到猪心中，用牙签扎紧，和生姜一起放到炖盅内，倒入冷开水 250 毫升，加盖隔水炖 3 小时，喝的时候调入少许盐即可。

　　此汤之中的玉竹甘平柔润，有滋阴润肺、生津养胃之功，能治疗肺胃阴虚燥热之证，但是其药力较缓，用量要大些；猪心性平，味甘咸，有补虚、安神定惊、补血养血之功。将二者搭配在一起，即可安神宁心、养阴生津、疏肝解郁，适合热病伤阴、干咳烦闷者，以及暑热时紧张工作的人。

　　心脏为五脏六腑之主宰，不能受邪气伤害，因此要通过心包经来保护心脏。心包为心脏的外膜，它包裹着心脏，能保护心脏、反映心脏的某些功能。热性病中，由火热邪气导致的高热、神昏、谵语等征候，病变部位大都在心包处。暑湿初起的时候湿重于热，会逐渐发展，把湿熬成痰蒙蔽心包，成为湿热并重，所以治疗的时候要注意化湿清热、芳香开窍。

　　不过提醒大家注意一点，虽然普通的胸闷无须治疗即可迅速恢复正常，不过心脏本身就有问题的人要时刻提高警惕，不能忽视胸闷、胸痛等症状，一旦出现此类症状，要及时到医院就医，做相关检查，以免耽误病情，导致严重后果。

安神除邪又助眠——酸枣薏苡仁汤

湿为阴邪，湿性黏滞，郁闭阳气，多致喜寐，那么为什么会导致不寐呢？湿易生热，湿热内扰神舍，所以致不寐；湿热内着，变证最多。

去年夏天，有位二十出头的小伙子来到诊所看病，他告诉我，自己已经连续失眠好几天了，心中着实烦恼。由于晚上睡不好，白天的工作经常出问题，老板虽然嘴上没有批评自己，但已经明显表现出了不满。原本想服用安眠药来助眠，可却又担心有损身体健康，问我有没有什么中药能助眠。

小伙子告诉我，自己之前看过中医，被确诊为湿热体质。我对他进行了一番诊断，断定他的确属湿热体质，再加上当时正值暑湿季节，湿热入心，心主血，温病邪热入血分，更容易扰乱心神，导致神昏、嗜睡等。因此，治疗此病最好的办法就是祛除湿热，养好心脾，特别是要注意养心神，清心开窍，祛痰。进而助眠，振奋精神。

我给他开了些以薏苡仁、茯苓、酸枣仁、牛黄、黄芩等为主的药方，连续服药1个星期之后，小伙子告诉我自己身体舒服多了。

之后我给他推荐了酸枣薏苡仁汤，我告诉他，以后暑湿季节再失眠或是受暑湿侵袭出现其他症状时，可以熬此汤来喝。

酸枣薏苡仁汤的具体制作方法：酸枣仁15克，薏苡仁30克，将酸枣仁洗净后掰开，薏苡仁淘洗干净后放到砂锅中，倒入3000毫升的清水，熬煮至一半的时候即可，每天的饮用没有时间限制，每天服1剂。

此汤之中的酸枣仁有非常好的安眠之功,《本经》之中提到,酸枣仁"主心腹寒热，邪结气聚，四肢酸疼，湿痹"。此外，红色入心，酸枣仁入脾经和心经，能养护脾胃正气，防止湿热邪气的产生，而且能养护心气，防止湿热伤心经，因此能够治疗湿热内扰而引发的失眠。薏苡仁有健脾、利湿、除烦之功，与酸枣仁合用能养心、健脾、除湿热，为安眠之佳品。二者连用，能安神助眠，防止湿热侵体。

除邪除弊闷——丝瓜养心汤

李某是某公司的业务经理，记得有一次，李某去一个陌生的城市见客户，当时正值 7 月份，酷暑难耐，李某下车之后到客户约定的地点去见客户，下车之后却发现司机停车的地方并不是客户约定的地方，四处打听之后，李某开始寻找客户约定的地点，内心之中有些焦急，再加上暑热、走路太多等，见完客户回去之后李某就病倒了。

患病三天之后他来到诊所找我，告诉我自己身热头晕，心胸憋闷，浑身无力，食欲下降，便溏，小便不畅。我看了看他的舌头，舌苔白腻，又给他把了把脉，脉象濡软略滑。属暑外迫，湿阻中、上焦而引发的，治疗时应该从芳午宣化、辛开苦泄入手。我给他开了添加了鲜佩兰、鲜藿香、大豆卷、制厚朴、陈皮、川连等的药方，患者连续服药 2 天之后身热渐退，头晕已减，不过胸腹仍然觉得非常闷，舌苔仍旧白腻，脉象濡滑。于是我在前方的基础之上添加了草蔻、杏仁，连续服药 3 剂之后症状痊愈。

患者症状痊愈之后，我嘱咐他回去之后喝些丝瓜养心汤巩固疗效，因为患者的病属于热邪深入营分，内闭心包，邪热扰心，神明内乱，所以才会心胸憋闷，治疗时应该从清心开窍、宣畅气机着手。

丝瓜养心汤的具体制作方法：丝瓜 200 克，猪心 500 克，调味料适量。

将猪心洗净后切成薄片；荸荠削皮后备用；玉竹煮水后提取浓汁 20 毫升；配荸荠、韭黄、鸡汤，调入适量盐、胡椒、葱姜煸炒，淋上少许醋和麻油，每天 1～2 次。

此汤之中的猪心性平味甘咸，入心经，有补虚养心、安神定惊之功，能治疗气血不足而引发的惊悸、胸闷、怔忡、自汗、失眠等症。夏季吃点猪心能养心，而且火对心，心主血脉，出现心悸、胸闷、失眠、健忘、烦躁、心前区疼痛等症时可以吃点猪心。

丝瓜味甘，性凉，入肝经、胃经，能通行十二经，通络活络，清热化痰；有清热除湿、凉血解毒、解暑除烦、凉血解毒、解暑除烦、通经活络、祛风等功效；能够治疗热病身热烦渴、胸腹憋闷、痰喘咳嗽、肠风痔漏、崩漏、带下、血淋等症。丝瓜是夏季的时令果蔬，与猪心合用能补养心气、清热利湿、除心胸憋闷。夏季服此汤还能保护皮肤、消除斑块，让皮肤洁白而细嫩，是美容之佳品。

头维
承泣
四白
下关
巨髎
颊车
地仓
大迎
人迎
缺盆
水突
气舍
气户
库房
屋翳
膺窗
乳中
乳根
不容
承满
梁门
关门
太乙
滑肉门
天枢
外陵
大巨
水道
归来
气冲
髀关
伏兔
阴市
梁丘
犊鼻
足三里
上巨虚
丰隆
条口
下巨虚
解溪
冲阳
陷谷
内庭
厉兑

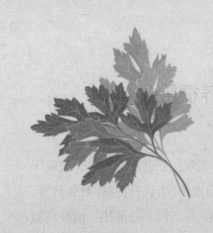

第八章
肝胆被袭疼痛生，疏肝利胆疼痛消

肝胆有湿热，调养很重要

湿热蕴结于肝脏之中很容易诱发疾病，表现出胁肋胀痛灼热，腹胀厌食，口苦泛恶，小便短赤或黄，大便不调，身目发黄，舌红苔黄腻，脉弦数等。

从中医的角度上说，想要清除肝胆湿热，应当以利湿清热、清肝利胆为原则，凉血化瘀、排净毒血为主。

湿热一旦潜入体内，就会像个疯狂的侵略者一样，在人体内"发狂"，肝脏受其侵袭之后就会表现出肝胆功能异常。

对于肝胆湿热，千万不能掉以轻心，应当"全副武装"将其清除出去。可以通过以下几种方法清除肝胆湿热。

1. 合理用药

当肝胆因为湿热的侵袭而表现出一系列的症状时，应当在医生的指导下服龙胆泻肝丸、清肝利胆口服液等中成药。

2. 饮食调养

平时适当吃些凉性新鲜果蔬，有助于清肝火、除胆湿。蔬菜包括芹菜、豆芽菜等，水果包括苹果、香蕉、葡萄、西瓜等。平时多喝些温开水，避免吃葱、姜、蒜、辣椒、羊肉、狗肉等温热食物。少吃荔枝、桂圆、橘子、石榴等过温性水果。

3. 心情愉悦

想要祛除肝胆湿热，应当保持舒畅的心情，因为不良情绪会影响到气机，导致气机不畅，肝功能下降，加重湿热症状。

4. 多运动

运动能够让身体气机变得更加通调，利于身体内湿热的排出，每天散散步，慢跑，打打太极都是非常不错的。

5. 穴位按摩

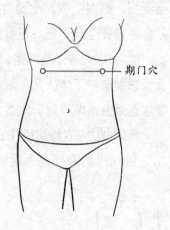

期门穴

手掌贴着肋骨外侧缘，沿着肋骨一条一条向上推，推至第6、7肋骨时动作可以放缓，因为这个地方有个期门穴，它为肝之募穴，肝病都会在这个地方显现出来，出现不同程度的疼痛。此外，第7、8根肋间的日月穴为胆之募穴，沿着肋骨间隙推至腋下之后，顺着手臂、手掌到指尖一直推下去就可以了。

女人有异味，清除肝火不在话下

每个女人都希望自己的身体能散发出女人特有的清香。然而实际上，很多女性在成年之后身上就散发出了让自己恼火的"下身味"。

到了春季，很多女性朋友会发现自己不仅出现了口苦口干、浑身乏力等不适，下体还出现了阴部瘙痒、白带增多等，有时白带中夹着血丝，散发出浓浓的腥臭气味儿，实在让人厌恶，实际上，这就是我们平日里经常说的"阴道炎"。

提起"阴道炎"这个词语我们并不陌生，她是女性的常见病，尤其是婚后女性，也是典型的妇科疾病，由于其发病并不会带给女性显著的不适，再加上女性觉得看妇科疾病有些不好意思、难脱口等，便选择了忽视疾病，任其发展。但是你知道吗？如果不及时治疗阴道炎，它很可能会发展成盆腔炎、膀胱炎、尿道炎、肾盂肾炎等。

从中医的角度上说，阴道炎为肝经郁热导致的，肝喜欢疏泄，若肝气长时间郁结，就会在身体中生火，肝木易克脾土，肝火旺盛，脾胃功能就会受损，脾胃受损，水湿就会停留在身体之中。水湿和内火斗争的时候，就会沿着肝经向下走。足厥阴肝经向下绕经阴部，湿热一定会沿着肝经直犯阴部，如此一来，给细菌、病虫提供了栖息地，便诱发了上述症状。因此，女性想要离"下体味儿"远点，首先要做的就是熄灭肝火、消除内热，还要注意杀虫止痒。对于此类女性，我经常会给她们推荐鸡冠花藕汁。

具体做法：取鲜鸡冠花600克，洗净之后放入锅中，倒入适量清水煎汁，20分钟后过滤取汁，之后加水继续煎；重复上述操作2遍，将3次煎取的汁液混合在一起，开小火慢熬，至水汁变少快干锅的时候加入鲜藕汁500克，继续煮几分钟，关火，调入少许白糖搅拌均匀，晒干，研成粉末，放到干净的容器内。服的时候用沸水冲开，每天早晚分别服1次，每次服10克。

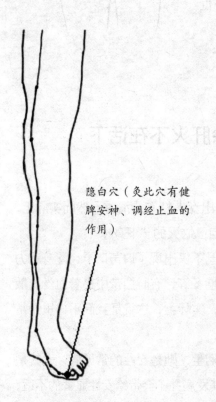

隐白穴（灸此穴有健脾安神、调经止血的作用）

此方之中的鸡冠花味甘性凉，入肝经和大肠经，能治疗赤白带下、崩漏、便血等症；莲藕性寒凉，有健脾益胃、清热养阴、凉血行瘀等功效。通常来说，女性产后忌食生冷之品，不过藕为消瘀之品，因此通常是不忌食的。将莲藕榨汁食用，不仅不会流失营养，而且容易消化。将鸡冠花和藕汁结合在一起，收涩止带的同时清热养阴，妇科疾病自然不会再找上来。

提醒此类女性注意：日常生活中忌食辛辣、甜腻的食物；鱼虾等海鲜类的食物也要尽量少吃一些，因为此类食物容易助长体内的湿热，使得阴部瘙痒的症状变得更加严重。多吃些能利湿的食物，如冬瓜、红豆、绿豆、薏苡仁等；平时选择贴身、舒适、透气性好的内裤；适当运动；刺激隐白穴，都能在一定程度预防妇科疾病找上你。

久视伤肝，闭目养神养肝脏

现代人一天到晚不是对着电脑就是对着手机，经常会眼睛干涩、视物模糊、浑身疲倦、情绪不稳、月经不调等。中医认为"久视伤肝""肝开窍于目"，所以经常看电脑、看手机、看书的人肝脏很容易受伤。

我的一个朋友是个新闻编辑，连续七八年长时间对着电脑工作，要么就看稿件，最开始觉得自己挺幸福的，每天坐坐办公室，悠闲得很，但是现在却苦恼不已。他告诉我，自己现在一到下午两三点钟就开始眼睛发昏、模糊，总是想揉眼睛，而且每到下午的时候就开始两肋闷痛，唉声叹气，有时候甚至觉得恶心、想吐。

最开始他以为自己出现的这些症状没什么大不了的，很正常，但是现在症状越来越严重，这才过来找我，问我有没有什么方法帮他改善上述症状。

肝脏和眼睛之间的关系在前面已经提到，肝提供的血液和阴液能滋养眼睛，肝是明目之源泉，肝不好时受抑制，分泌的血液和阴津就会减少，使得眼睛得不到滋养，变得干涩。肝通目，所以用眼过度也会伤及肝脏，经常对着电脑，觉得看不清东西，就要注意保护自己的眼睛，同时也要调理一下自己的肝脏。现代人，特别是电脑一族，养眼就相当于在养肝，养肝有益于养眼。

我嘱咐他回去之后多注意闭目养神，对于眼睛和肝大养护来说都是非常必要的，具体操作：

1.确保睡眠的充足

现在"夜猫子"一族越来越多，但是建议大家还是摒弃这种不良的生活方式，每天晚上 10:00 以前上床睡觉，早上 6:00 起床，非常利于养神养眼。

2. 利用好上下班时间

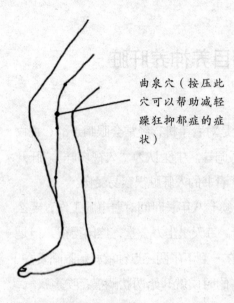

曲泉穴（按压此穴可以帮助减轻躁狂抑郁症的症状）

上下班时多注意闭目养神。工作一小时闭上眼睛休息十几分钟；下班的时候坐公交车时，也要闭上眼睛休息几分钟。总之，只要有时间，就尽量闭目养神。如果可以配合内视、冥想呼吸更好。特别是路途比较远的朋友，需要坐上比较长时间的公交车，更不能错过这个养神的机会。长期坚持能振奋一天的精神，更利于工作。晚上睡觉时其实也相当于在闭目养神，能够让你迅速走出疲惫，恢复精力，提高工作效率，养目养肝。

做到上面这两条"闭目养神功"，配合吃绿色蔬菜、保持良好的情绪，即可有效改善眼部疲劳、护眼养眼，进而养护肝脏，肝脏好，人体健康才能有保障。

按摩曲泉穴，清肝又祛湿

曲泉穴是足厥阴肝经之合穴，在五输穴中五行属水。屈膝，膝内侧横纹头上方，半腱肌、半膜肌止端前缘凹陷处即为此穴。此穴被誉为人体的"二妙丸"，清肝火、祛湿热的功效非常好，临床上常用其治疗月经不调、痛经、产后腹痛、房劳遗精、癃闭、泄泻、头痛、目眩、下肢痿痹、膝膑肿痛等症。

　　肝胆湿热是临床常见症状，主要为感受湿热之邪，喜食肥甘厚味之品，酿湿生热；或脾胃失健，湿邪内生，郁而化热导致的。湿热蕴在肝胆就会表现出胁肋满痛、黄疸；湿热郁阻导致脾胃升降失司，就会表现出纳呆、呕恶、腹胀、大便不调；湿热下注，就会导致尿短赤、阴囊湿疹、睾丸肿胀热痛、前列腺炎，女性带下黄臭、外阴瘙痒等。不过这些症状都能通过曲泉穴来辅助治疗。

　　我曾经接诊过一位患者，阴部疼痛不适一年之久，后又出现尿频、尿急、尿痛，到医院一检查，确诊为前列腺炎，服药1个多月之后没什么效果，后经人介绍找到我。患者自述及我观察到的主要表现有：小便黄赤、灼热疼痛，尿频、尿急，心烦失眠，舌质红，舌苔薄黄，脉弦数，于是我断定他出现的症状是肝经湿热下注导致的，治疗时应当从疏肝清热、通淋利湿着手。

　　我对其进行针灸，选取其肾俞、膀胱俞、中极、三阴交、曲泉等穴，留针15分钟，间歇运针，每天1次，5次为1疗程，同时嘱咐患者每天晚上睡觉之前自行按摩曲泉穴、关元穴、三阴交穴，每个穴位按摩2分钟，同时服用马齿苋玉米须茶。经过3个疗程的治疗之后，患者痊愈。

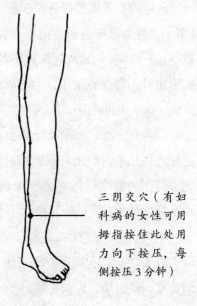

三阴交穴（有妇科病的女性可用拇指按住此处用力向下按压，每侧按压3分钟）

　　马齿苋玉米须茶的具体做法：取马齿苋10克，玉米须6克。将二者一同用温开水洗净后放到干净的杯子内，倒入适量沸水冲泡，闷10分钟，代替茶来饮用，每天2剂。

　　马齿苋、玉米须都是利湿食材，二者同用，即可清热利湿、散瘀消肿，非常适合慢性前列腺炎的患者服用。

　　在用曲泉穴治疗各种湿症的时候，如湿热、寒湿、湿毒、风湿等，可

133

选此穴。具体艾灸方法：点燃艾条的一端，对准曲泉穴，和其保持3厘米的距离进行熏烤，至局部产生温热感却没有灼痛感的时候，每个穴位艾灸15分钟，至皮肤发红即可。

泡脚除湿热，无毒颜更佳

在我们的足底分布着诸多经络、穴位，从古代开始，脚部的保健按摩就成了养生的重点内容，对于各种疾病，身体所出现的各种不适，都可通过脚部保健来治疗、缓解，对于湿热引发的各种病症也不例外。

人体的很多重要经脉都起源于足部，由脚趾开始，一直向上遍及全身。《黄帝内经》之中有云"流水不腐，户枢不朽"，意思就是说，水流动起来就不容易发臭，门转动起来就不容易腐烂，经络也是同样的道理，经络畅通，疾病也就不容易患上了，而泡脚能改善局部的血液循环，畅通经络，调节人体平衡，进而治病、防病。

记得有一次，一位女士来到诊所看病，已经年近四十。她告诉我，自己最近这几个月脸上和头发特别爱出油，这让她的自尊心大打折扣。我对她进行了一番诊断，发现她属于湿热体质，肝火旺盛，而且爱发火。我并没有给她开药，而是给她推荐了个简单的祛除体内湿热的方法——泡脚法。

中医认为，泡脚和艾灸穴位一样能推动血运、温煦脏腑、健身防病、改善脏腑功能。泡脚还能泻三焦之湿火，帮助肝脏排毒，安神助虑，非常适合皮肤爱出油、爱长痘者。

从肝的角度上说，肝藏血，是人体的"血库"，中医称头发是"血之余"，那么头发也能在一定程度上反映出肝脏的状况。爱掉头发、出油的女性应当注意对肝脏做一些必要的调护。泡脚能通过调理肝经来调理整个脏腑功能，去除脏腑之中的多余垃圾，提升体质，头发和面部出油其实就是肝脏太湿，肝脏之中的垃圾太多所致，而泡脚能清肝利湿，连续泡上一段时间，头发和脸自然就不会出油了。

可以在泡脚水中添加些盐、醋或中药材，比如添加五味子、香附、夜交藤、郁金、石菖蒲、百合等泡脚，能够畅通全身血脉，有益于身心健康。

最好在晚上 10:00 左右泡脚，因为这个时间离睡眠的时间很近，泡过脚后立即上床睡觉，利于子时肝经排毒。

一年四季泡脚对身体都是大有益处的，所以，平时要多泡脚，坚持每天泡脚不但能排毒泻湿火，而且有助于五脏六腑的养护，让身体更加健康，容颜更加美丽。

清肝脏湿热，少不了绿色食物

从中医五行理论上说："肝主青色，青色入肝经。"青色食物多有清肝泻火之功，因此，养肝的过程中青色食物是必不可少的。

记得有一次，一位女士来诊所看病，只见她眉头紧锁，面颜不舒，她告诉我，自己经常处在抑郁的状态，不自主地唉声叹气。当时正值暑热之季，她还告诉我自己浑身都觉得不舒服，睡眠浅，早晨起床之后腰酸背痛，尿少黄，大便黏腻，没有规律，肢体困倦无力，右肋隐痛，最让她困扰的是这一脸的痤疮和红红的鼻翼，严重影响到了自己的容貌。

了解到她的情况之后，我并没有给她开药方，而是给她推荐了绿色的食物，嘱咐她回去之后每天都吃绿叶蔬菜，或是绿色的瓜果类食物，尽量少吃肉食，避免吃油炸食品，一定要坚持下去。大概 10 天左右，那位女士又来到诊所，告诉我说自己现在已经感觉好受多了。

其实，她的症状之所以可以用这么简单的方法就能改善，主要原因有二：一是我告诉她这种方法管用，效果不错，她在心理作用下认为自己这样做一定能看出效果；二是绿色食物有养肝、清热解毒、利湿的功效。再加上她减少了肉食和油炸食品的摄入，相当于间接地为肝脏排毒，身体得到了净化，肝脏也得到了净化，身体内的毒素减少了，疾病自然痊愈了。

青色食物爽口多汁，有利尿作用，所以能用来养肝清湿热，接下来就为大家介绍几种常见的养肝青色食物：

1. 菠菜

菠菜性甘、凉。有养血，止血，敛阴，润燥之功。能够治疗衄血，便血，坏血病，消渴引饮，大便涩滞等症。而且也是滋肝养肝、除湿除热的佳品。

2. 芹菜

芹菜性凉，味甘辛，无毒，入肺经、胃经和肝经，有清热除烦、平肝、凉血止血之功。从现代医学的角度上说，芹菜中铁含量比较高，可以补血，而肝藏血，因此多吃芹菜能补肝血，清热、解毒、预防肝火旺盛，而且还有利水利尿之功，因此养肝、除湿热的时候少不了芹菜。

3. 花椰菜

花椰菜性凉，味甘，有助消化，增食欲，生津止渴之功。用花椰菜煎汤频饮，有清热解渴、利尿通便之功。此外，多吃花椰菜还能增强血管壁，使其不容易破裂，其中丰富的维生素C能增强肝脏的解毒之功，而且能提高机体免疫力，预防感冒、坏血病。

4. 猕猴桃

猕猴桃味酸、甘，性寒，有调中理气，生津润燥，解热除烦之功。可生食，也可去皮之后与蜂蜜一同煎汤。能治疗消化不良，食欲下降，呕吐，烧烫伤等症。可用其绞汁，与生姜汁调服。猕猴桃能提升人体免疫功能，治疗肝脏疾病、消化不良、贫血、泌尿系统疾病、呼吸系统疾病、脑疾病等，还能增加红细胞的量，坚固牙齿、指甲。

5. 韭菜

韭菜有补肾，温中行气，散瘀，解毒之功。能治疗肾虚阳痿，里寒腹痛，噎膈反胃，胸痹疼痛，衄血，吐血，尿血，痢疾，痔疮，痈疮肿毒，漆疮，跌打损伤等。韭菜之中所含的挥发性精油和硫化物能散发出独特的辛香气味，能疏调肝气，提升食欲，增强消化功能。

除了上面介绍的几种青色食物之外，绿豆，豌豆，小葱，青豆，豇豆等均有养肝、清湿热之功。

肝胆湿热胁生痛，常喝玉米须蚌肉汤

当湿热长时间侵袭肾脏时，就会诱发湿热肾炎。前段时间，有位五十岁左右的女士来到了诊所，她告诉我，自己到医院做过检查了，被确诊为肾炎，当时医生要求她在医院输液治疗，打了半个月的点滴之后，症状得到了显著的改善，出了院。她让我给她开个调理身体的中药方。

我详细看了她的化验单，发现她的病情已经控制得非常好了，根本没有必要再服用汤药了，我给她推荐了一道药膳——玉米须汤，这款汤有非常不错的清热、利尿、消炎的作用。

玉米须汤的具体做法：取鲜玉米须 50 克（或干玉米须 100 克），将玉米须放到砂锅内，倒入适量清水，煎煮 1 小时，过滤留汁即可。

此药膳之中的玉米须最早记载于《滇南本草》，它是常用的药材，有利尿之功，能够增加氯化物的排出量，它的利尿作用是肾外性的，因此对各种原因导致的水肿均有疗效。将玉米须洗净后煮水有非常好的清热消暑之功。此外，玉米须非常适合高脂血症、高血压、高血糖的患者喝。从中医的角度上说，玉米须性味甘平，有利水消肿、泄热、平肝利胆之功，还可抗过敏，治疗肾炎、水肿、肝炎、高血压、胆囊炎、胆结石、糖尿病、鼻窦炎、乳腺炎等。因此，想要防治肾炎，适当喝些玉米须是大有益处的。此外，还有几道有针对性的治疗肾炎的玉米须药膳。

尿少、尿频、尿急、尿道灼热疼痛：取玉米须、玉米芯各 50 克，一同放入锅中，倒入适量清水煎汁，过滤留汁，代替茶来饮用，每天 1 剂，分成早、中、晚三次饮用。此药膳有清热、利尿、消炎、缓解症状之功。

肾炎水肿尿少：取玉米须 50 克，黄精 10 克，一同放入锅中，倒入适量清水煎汁，每天 1 剂，分成早晚 2 次服下。此药膳能除湿利尿，消水肿。

膀胱炎、小便黄赤：取玉米须 50 克，车前子 9 克，甘草 6 克，将上述材料一同放到锅中，倒入适量清水煎汁，每天 1 剂，分成早晚 2 次口服。此药膳有清热、利尿、消炎的作用，能辅助治疗肾炎。

加味菊花茶，肝经不湿热，肌肤才清爽

一到夏天，很多女性朋友的肌肤就会变得油腻腻的，尤其是夏季的脸上，早上上班的时候还好一些，可是等到晚上下班的时候，用手一摸都是油，一照镜子满面油光，这可如何是好？

从中医的角度上说，皮肤油腻主要为肝经湿热导致的，加味菊花茶可清除肝经内的湿热，常喝加味菊花茶不仅能去除皮肤油腻，还可拥有靓丽的容颜。

前段时间，有个衣着时尚，身材和脸型姣好的女孩儿来到诊所看病，女孩儿告诉我说，自己的皮肤一直爱出油，尤其是 T 字区出油更严重。她从事的是电子产品的销售，每天上班的时候都要化妆，但是过不了多久就会由于脸上的油而不得不去补妆，每天都觉得好麻烦。经过一番诊断，我断定姑娘的脸之所以爱出油，和肝经净湿热有很大的关系，于是嘱咐她回去之后每天泡些加味菊花茶喝，清除肝经湿热之后，脸自然就不会再油腻了。

加味菊花茶的具体做法：取菊花 5 ～ 10 克，绿茶 3 克，冰糖或蜂蜜适量。将菊花、绿茶一同放到干净的茶壶内，倒入适量沸水，盖盖闷 5 ～ 10 分钟，最后调入适量冰糖或蜂蜜即可。每天服 1 剂，代替茶来饮用，可以蓄水至味淡。

此茶之中的菊花有滋阴清热、平肝降火、散风解毒等功效，能清除由于压力过大而致的火气，还能在一定程度上防治痘痘，养眼明目，美白肌肤等；绿茶能促进消化，防辐射，还能防癌，降血脂，减肥等。可以清热化痰，去除油腻，收敛肌肤。绿茶性寒，归肝经、脾经、肺经和肾经，是清肝经湿热，美容保健的佳品。

还可以将菊花和绿茶一同放入锅中，和粳米一同熬粥，熬煮成粥后调入适量白糖和冰糖调味就可以了。

但是要注意一点，贫血者和处在经期的女性不适合服用此茶，因为绿茶、菊花均性寒，会让贫血者的体质变得更差，或影响正常行经过程。而且，绿茶里面还含鞣酸，能和食物里面的铁分子结合在一起形成沉淀，不利于人体吸收铁分子，增加体内铁的流失。茶内的碱类物质会让人变得神经兴奋，加重头痛、腰酸、痛经等经期症状。

洗脸的时候可以先将菊花和绿茶一同煎汁，晾凉后用其洗脸，每天洗1～3次，脸上爱出油的地方要着重洗，并适当按摩2分钟左右，能有效清除面部油腻。

毛孔粗大，就喝加味芦荟粥

没有哪个女人不想拥有凝脂肤的，尤其是随着年龄的增大，毛孔的粗大现象会更加明显，而小女孩的皮肤却是那么细致紧密，羡煞旁人。

现在的女性越来越重视自己的肌肤状况，选择各式各样的保养品、化妆品为肌肤"遮瑕"，让肌肤看上去致密，但是卸妆之后却与卸妆之前判若两"皮"。

中医认为，肝脏湿热为皮肤毛孔粗大的重要原因之一，而芦荟味苦，性寒，能归肝经，清除肝热，并且还能通便、杀虫、解毒。我经常会给毛孔粗大的女性推荐加味芦荟粥。

从医学的角度上说，毛孔粗大与身体中的组织有关，因此收缩毛孔的时候不要忘记内在调理。

毛孔粗大主要为油脂分泌太过导致的，皮脂之所以会分泌过旺，主要是由于身体内的湿热过重。肝脏为分解、代谢油脂之处，若肝脏湿热，油脂就会随湿热之气一同上行到头面，经皮肤毛孔分泌出来，如此一来，面部不仅容易出油，毛孔也会由于长期处在张开的状态而变得粗大。

随着年龄的增长，皮肤中的水分会减少，角质会增多，皮肤的弹性逐渐丧失，毛囊周围失去了支持结构，进而导致毛孔粗大。

可不管你出现的毛孔粗大是哪种原因导致的，都可以通过内养方式来收缩毛孔。而内养的最佳选择就是加味芦荟粥。

加味芦荟粥的具体做法：取芦荟、酒酿各 30 克，柠檬汁 20 毫升，大米 20 克。大米淘洗干净之后放入锅中，倒入 500 毫升清水，开大火烧沸后转成小火熬煮；芦荟洗净后切成薄片；粥熬煮 20 分钟时放入芦荟和酒酿，继续煮 10 分钟，最后调入柠檬汁即可。每天吃 1 剂，一次或分数次吃完。

此粥之中的芦荟味苦，性寒，能归肝经、心经和脾经，可以清肝热、通便、杀虫解毒，用它平肝清热，能提升肝脏的分解、代谢油脂的功效。并且，芦荟还能软化角质、收敛皮肤和保湿、消炎、美白等，不管是内服还是外用，都能在一定程度上收缩毛孔、嫩白肌肤。

柠檬为美容佳品，味酸，可以入肝养肝，能提升肝的藏血功能，让肝脏的解毒功能正常发挥，柠檬汁不管是内服还是外用，都能清洁毛孔，平滑、光亮肌肤等。

酒酿又叫酒糟，营养丰富，含少量酒精，所以能促进人体血液循环，能起到药引子的作用，而且它还可以益气生津，调养脏腑，利水消肿，特别是可以促进肝功能的正常发挥，进而收缩毛孔，细致、滋润肌肤。

如果觉得熬粥麻烦，可以直接取 20 克干芦荟、30 克酒酿一同放到茶杯内，倒入 500 ～ 800 毫升沸水，盖盖闷 5 ～ 10 分钟后，调入 20 毫升柠檬汁即可。

虽然芦荟对人体大有益处，能清除肝经湿热，收缩毛孔，但是还是提醒大家不要乱用芦荟。健康成年人每天服 3 厘米长、4 厘米宽的芦荟叶肉 1 块为宜，老年人要酌情减量，妊娠期和经期的女性应当忌用芦荟。

爱美的女性可以取新鲜的芦荟，捣烂之后和少量酒酿、柠檬汁调和均匀，洁面之后敷到面部 15 ～ 20 分钟，之后用清水洗净，每个星期涂 1 ～ 3 次，不但能软化角质，还能收缩毛孔，洁净肌肤。

清除肝经湿热，就用夏枯草膏

夏枯草膏是一种以夏枯草为主药制成的膏剂，有清火，散结，消肿之功。适用于火热内蕴导致的头痛、眩晕、瘰疬、瘿瘤、乳痈肿痛；甲状腺肿大、淋巴结核、乳腺增生病等证候。

前段时间有个 20 岁的女孩儿来诊所看病，她告诉我自己的淋巴结经常性地疼痛，特别是熬夜劳累或上火时，疼痛就会找上自己。因为此病她没少打针吃药，可病情仍然反反复复。这一次疼痛又找上她，她希望能通过中药来缓解疼痛，我给她开了几瓶夏枯草膏，服完一瓶之后，疼痛、肿块就消了很多，连续服了 3 瓶之后，她的脖子就恢复到了之前的健康状态。

从中医的角度上说，夏枯草膏味苦、辛，入肝经和胆经，有清泻肝火、解郁散结、明目止痛、消肿利尿等功效，因此能有效缓解小姑娘出现的上火导致的淋巴结肿痛。

除了可以服用夏枯草膏之外，还可以直接取干夏枯草 20 ～ 30 克泡茶来喝，喜欢甜味的朋友可以调些蜂蜜，功效更佳。

夏枯草与菊花、决明子配伍，能治疗眼睛红肿疼痛；夏枯草与石决明、钩藤等配伍，能治疗头晕、头痛；夏枯草与玄参、贝母、牡蛎等配伍时，能治疗淋巴肿痛、乳房红肿疼痛、乳腺炎等症。

　　不过在此提醒大家注意一点，用锅煮夏枯草的时候不能用铁制品，防止破坏其药效；孕妇、感冒患者、身体虚弱者均不宜服夏枯草；服药期间忌食辛辣油腻食物；若服药后出现丘疹等过敏反应，应当立即就诊或及时就医。

长出黄褐斑，三花酒除湿又祛斑

　　对于爱美的女性来说，脸上任何地方出现的任何瑕疵都是"致命的"，黄褐斑就更不用说了，很多青年女性的面部都出现了黄褐斑，这种斑用普通的药膏根本达不到根治的目的，有些虽然见效，但收效甚微。

　　实际上，即使是色斑这种外在状况，也是和内部组织出现的毛病有很大关系的，所以仅仅采取外治的方法色斑还会再度长出，只有内外兼调才是根治之理。

　　前段时间有位女孩儿因为脸上的色斑找到我，问我有没有什么好一点的方法能祛除脸上的色斑。经过一番诊断，我断定这个女孩儿本身是湿热体质，她出现的黄褐斑和湿热有很大的关系，黄褐斑还有个名字叫"肝斑"，从中医的角度上说，面部色斑主要为肝气郁结、体内气机和面部血液循环不畅、色素长时间沉淀导致的。

　　对于她所出现的黄褐斑，应当从清热除湿、疏肝解郁、活血化瘀等方面着手治疗，思考了一会儿，我给她推荐了三花酒，内服的同时外用。

　　三花酒的具体做法：干品红花、桃花、白梅花各 20 克，白酒 400 毫升，取一个干净的带盖的玻璃杯。先将红花、桃花、白梅花一同放入玻璃杯内，倒入白酒，盖盖密封，静置 1 个星期之后即可开盖饮用，每天喝 1～2 次，每次 30～50 毫升。

我嘱咐女孩儿，回去之后如法炮制，饮用的同时每天早晚取少量放在掌心，涂在面部长黄褐斑的地方，轻轻按摩 3 ～ 5 分钟即可。

此酒中的红花有活血散瘀的作用，红花味辛，性温，能入心经和肝经，解郁开结、通经，能让患者的周身气血变得通调，消除黄褐斑；桃花有非常好的利尿通便之功，能排出体内，特别是肠道内的湿热之气，而且有活血化瘀之功，所以人们一直视其为祛斑美容之佳品；白梅花香味浓郁，性平，味酸、涩，入肝、胃、肺三经，既能疏肝理气，又能调理脾胃，还可促进肝阳之升发，排除体内之湿热，解郁散结。所用的白酒能促进浑身气血之循环，还能够引领各种花里面的营养物质迅速到达全身各处，进而充分发挥其功效。

有的女性朋友可能会说，我从来都是滴酒不沾的，也忍受不了酒的辛辣刺喉，怎么办？其实，除了可以将其制成三花酒，还可以直接取干品红花、桃花、白梅花各 3 克，放到干净的茶杯内，倒入 600 毫升沸水，闷 3 分钟之后，频繁饮用，可以调入少许白糖或蜂蜜。

但是提醒大家注意一点，不管是三花酒还是三花茶，其活血散瘀之功都是比较强的，虽然能改善肝气郁结、血瘀导致的黄褐斑，但是并不适合血虚患者服用。经期、孕期的女性也是不能用此方的，防止大出血、流产等严重后果。

清湿热又驻颜，就用菊花延龄膏

菊花延龄膏出自《慈禧光绪医方选议》，有疏风泄热、清肝明目、解毒消肿、滋补等功效，可以清除肝胆和肺胃之湿热，进而抗衰老、驻容颜。

菊花延龄膏有防衰美容之功，在古代，它是慈禧太后最喜欢、最常用的药膳之一，用于防衰美颜，在慈禧老年之际，更是经常服食此药膳。书中记载此方主要用于脉弦数、肝经有火、脾胃蓄热、气道不畅、目脾艰涩等症。通过上述介绍我们不难看出，菊花延龄膏能清热平肝、除肝胆和肺胃湿热。

菊花延龄膏的具体做法：将菊花洗净后放入砂锅内，倒入1000毫升清水，开大火烧沸后转成小火继续熬煮，至其熬成浓汁后过滤掉其中的渣，之后拌入蜂蜜，搅拌成膏，晾凉后装到带盖的容器内，每次取10克左右，用温开水冲服，每天服2～4次就可以了。

此方之中发挥重要功效的就是菊花。菊花味辛疏散，体轻达表，气清上浮，微寒清热，可疏散肺经风热，不过发散表邪之力不强。经常用其治疗风热感冒，温病初起，温邪犯肺，发热、头痛、咳嗽等症，经常和性能功用相似的桑叶同用，而且经常和连翘、薄荷、桔梗等配伍，常见方剂：桑菊饮。

菊花性寒，入肝经，能清肝热、平肝阳，经常用其治疗肝阳上亢，头晕目眩，和石决明、珍珠母、白芍等平肝潜阳药同用。如果肝火上攻导致眩晕、头痛、肝经热盛、热极动风等，可以和羚羊角、钩藤、桑叶等有清肝热、熄肝风作用的药物同用，常见方剂：羚角钩藤汤。

菊花辛散苦泄，味寒清热，入肝经，可疏散肝经风热，还可清泻肝热以明目，因此能用其治疗肝经风热，或肝火上攻导致的目赤肿痛，治疗前者常和蝉蜕、木贼、白僵蚕等有疏散风热、明目之功的药物配伍，治疗后者经常和石决明、决明子、夏枯草等有清肝明目之功的药物配伍。如果肝肾精血不足，目失所养，视物昏花模糊，经常和杞子、熟地黄、山茱萸等有滋补肝肾、益阴明目作用的药物配伍，常见方剂：杞菊地黄丸。

菊花味苦性寒，有清热解毒之功，能用来治疗疮痈肿毒，经常和金银花、生甘草共同应用，常见方剂：甘菊汤。

可以采下菊花晾干，塞到枕头里面，枕着菊花枕入眠，能促进睡眠，还可让人在睡醒之后倍觉头脑清醒。

菊花还可以用来泡茶，直接取10克左右的菊花放到干净的茶杯内，倒入适量沸水冲泡，盖盖闷5分钟左右，至水变温之后，调入10～20毫升的蜂蜜就可以了。

不过在此提醒大家注意一点，菊花虽好，但是并不适合脾胃虚寒、贫血的人服用，因为它会加重虚寒症状，导致脾胃功能下降，让贫血的人的体质变得更差。对于女性来说，还可能诱发行经不顺。

泻肝胆湿热，服用龙胆泻肝汤

当湿热蕴结在肝胆，就会表现出胁肋胀痛灼热，腹胀厌食，口苦泛恶，小便短赤或黄，大便不调，或身目发黄等症，此时常用的方剂就是龙胆泻肝汤。

龙胆泻肝汤是清热剂，可清脏腑热，清泻肝胆实火，清利肝经湿热。主治肝胆实火上炎证，头痛目赤，胁痛，口苦，耳聋，耳肿，舌红苔黄，脉弦细有力；肝经湿热下注证，阴肿，阴痒，筋痿，阴汗，小便淋浊，或妇女带下黄臭等，舌红苔黄腻，脉弦数有力。临床上经常用此方治疗阴虚而不甚、阳亢而不烈的高血证和滴虫性阴道炎、阴痒、带下等证。

我曾接诊过一位全身泛发型湿疹的高中生，他因为湿疹已经2个月没有去学校了，对于临近高考的高三毕业生来说是巨大的打击，孩子的家长告诉我，在过去的两个月里，孩子一直在接受治疗，但是病情仍不见好转，后经人介绍找到我，希望能通过中医疗法帮孩子解决病痛。

我见患者的身上以泛发性红黄色丘疹渗出为主，抓痕随处可见，孩子的舌质红，舌苔黄白黏腻，脉滑有力，整体表现出湿热盛。出现疾病的根本病因在肝经，我给患者推荐了龙胆泻肝汤原方3剂，嘱咐患者回去之后按方服药。

方剂构成及用法：龙胆草（酒炒）、生甘草、木通、柴胡各6克，黄芩（酒炒）、山栀子（酒炒）、车前子、生地黄（酒炒）各9克，泽泻12克，当归（酒炒）3 克。

此方之中的龙胆草大苦大寒，可清利肝胆实火，还可清利肝经湿热，是君药；黄芩、栀子苦寒泻火，燥湿清热，是臣药；泽泻、木通、车前子渗湿泻热，导热下行；实火所伤，损伤阴血，用当归和生地养血滋阴，邪去却不伤阴血，同是佐药；柴胡舒畅肝经之气，引诸药归肝经；甘草能调和药性，同为佐使药。

连服 3 剂之后，患者的湿疹和瘙痒都得到了缓解，共服药 13 剂之后，患者痊愈。

提醒大家注意一点，此方之中的药物多苦寒，容易伤脾胃，所以不适合脾胃虚寒和阴虚阳亢之证的患者。

湿热肋痛不用愁，喝杯玫瑰柴果茶

肋痛是一种中医病名，是指一侧或两侧胁肋疼痛为主药表现的病症，为临床上较为常见的自觉症状。在一般人看来肋痛并不是什么大毛病，所以很多人出现肋痛的时候并不会去看医生。从中医的角度上说，肝经湿热为导致肋痛的原因之一，治疗时应当注意清除湿热、疏通经络。

前段时间有位患者来诊所看病，她告诉我说自己经常岔气，特别是情绪不好的时候。其实岔气就是指两肋发痛。我对她做了简单的检查，发现她的脸上不仅有色斑，而且泛着油光，我问她是不是有什么不开心的事情，她无奈地点了点头，之后又摇了摇头，我微微笑了笑，没有说话，只是告诉她她的肋痛和体内的湿热以及她的情绪波动有着很大的关系。

当一个人过度思虑之后，身体气机就会变得缓慢，肝主疏泄之功就会受影响，若肝郁气滞，时间久了就会化火，特别是身体中有水湿内滞的人，很容易导致肝经湿热，进而使得肝经循行的两肋疼痛。

人的一生之中，不如意者十之八九，在这种情况下，自我调节情绪变成了很重要的事情，不懂得自我调节情绪，人生不是很痛苦吗？心情长时间不好，身体健康又怎么能有保障？不管遇到什么不开心的事情，我们都应当保持良好的情绪，否则会肝郁成疾，损害身体健康。

除了调节情绪，还可以通过适当的药食来调理身体，特别是在出现上面提到的那位女士表现出的症状时，一定要及时就医。我给那位女士开了个以柴胡、川芎、郁金、木香、枳壳、白芷、地龙、甘草等为主药的方剂，同时嘱咐她回去之后尽量保持平静的心情，对于她病情的康复大有益处。

当她再来复诊的时候，之前出现的岔气症状已经基本消失，于是我嘱咐她停止服用药方，改服食疗方——玫瑰柴果茶。

具体做法：干品玫瑰花 5～10 朵，柴胡 5 克，苹果半个。将干品玫瑰花、柴胡放到干净的大茶杯内，倒入适量沸水冲泡；苹果洗净之后切成薄片，放到茶杯内，盖好杯子盖，静置 3～5 分钟后即可饮用。每天 1 剂，喝茶、吃苹果，最好当天吃完，连续吃上 1～2 个星期。

此方之中的玫瑰花芳香气浓，有理气活血、疏肝解郁、和胃止痛之功，适用于肝胃湿热导致的肝气胃痛，胸胁、脘腹胀痛，嗳气不舒等症；柴胡有退热疏肝、解郁镇痛之功，而且能升散燥湿。经常用来治疗肝郁气滞、胸胁胀痛；苹果营养丰富，而且有一定的营养价值，从中医的角度上说，苹果性平，味甘、酸，有清热止渴、安神除烦之功；苹果中富含钾，有利尿、排毒之功，由此可见，苹果不仅能清热除湿，而且可以生津补益。

将玫瑰花、柴胡和苹果搭配在一起，不仅能清除体内或肝经之中的湿热，还可疏肝解郁，除邪止痛，因此能有效治疗湿热胁痛。

有时间的话，还可以用上述茶材熬粥，具体做法：取干品玫瑰花 5～10 朵，柴胡 5 克，苹果半个，大米 100 克。将干品玫瑰花、柴胡放到干净的锅内，和淘洗干净的 100 克大米一同熬煮至粥将成时放入洗净切片的苹果，继续熬 3 分钟即可。

不过在此提醒大家注意一点，导致胁痛的原因很多，若肝郁并未有湿，则不宜用上述食疗方来调治身体，使用此方时首先要辨别自己的身体是否为湿热导致的，真阴亏损、肝阳上亢、口舌糜烂者乱用此方可能会导致血压下降、心率减慢等不良反应，高血糖、糖尿病患者也不能服用此食疗方。当然了，食疗方固然重要，但是心情的调养还是必需的。

湿热黄疸怎么办，就服茵陈蒿汤

茵陈蒿汤，中医方剂名，出自名医张仲景的《伤寒论》，由茵陈、栀子、大黄组成，为治疗湿热黄疸的常用方。

记得有一次，一对夫妇来诊所看病，我问他们谁不舒服，丈夫还没开口，妻子就指着丈夫说："他！"而丈夫却一脸委屈地说："大夫，我没有不舒服……"这到底是怎么回事呢？原来，丈夫最近并未觉得自己哪里不舒服，食欲也不错，而妻子却总觉得丈夫的皮肤颜色不对劲儿，发黄，眼睛也有些发黄，妻子怀疑他是得了什么病，连拉带拽把丈夫带到了诊所。

我对来者进行了一番检查，发现他的舌苔黄腻、脉沉数，确定他的脾胃和肝胆湿热比较严重，我问他是否存在大便秘结、小便短赤的症状，他惊讶地点了点头，我告诉他："你这不是没病，而是患上黄疸了，不过没关系，喝几副茵陈汤就没事了。"

茵陈汤的除湿热功能非常好，此方之中的茵陈味苦，性微寒，归脾经、胃经、肝经和胆经，为清热利湿、退黄的名方，临床应用非常广泛，效果也是非常不错的；栀子能护肝利胆，为治疗黄疸的常用药材；大黄以泻著称，能凉血泻火，有清热利湿、解积散滞、去瘀解毒等功效，三药联合应用，即可有效清除体内的湿热。

这三种药材除了可以煎汤，还可以将它们添加到粥内，效果也是非常好的。喜欢喝茶的人可以用其泡茶，每天取茵陈18克，栀子9克，大黄6克，一同放到茶壶或保温杯内，倒入适量沸水，盖盖闷15分钟，取其汁液代替茶来饮用，可多次续水，至其口味变淡。

不过要注意一点，茵陈蒿汤均由味寒中药构成，所以孕期女性要慎用，最好在医生的指导下用药。而且湿热重的人不适合用此方。

湿热黄疸有湿重于热和热重于湿的区别，对于湿多于热者，可以在这个方剂的基础之上添加茯苓、泽泻、猪苓等利水渗湿药材；热多于湿者，可在医生指导下添加黄柏、龙胆草等清热祛湿药材；伴随着胁痛者在此方基础上添加柴胡、川楝子等疏肝理气药材。

湿热胁痛，泡一杯玫瑰疏肝茶

去年夏天，有位四十出头的女士来到诊所看病，她告诉我，自己从两年前开始两肋不时隐痛，身乏体重，眼球昏黄，听完她的叙述，我初步诊断她出现的是肝郁，因为两肋痛多和肝胆瘀滞有关。

那位患者告诉我，自己是一个非常情绪化的人，经常发怒，随着更年期临近，情绪就更加不稳定了。我看了看她的舌头，舌质暗，舌苔黄，我给她把了把脉，尺脉浮数，说明肝有湿热，我断定她的症状应当通过疏肝利胆、清湿热的方法来治疗。我给她开了几剂除湿热的方剂，连续服用 5 剂后，两肋痛的症状得到了缓解，之后我在原方上进行加减，她继续服用 1 个星期之后症状基本痊愈，我给她推荐了玫瑰疏肝茶，让她回去之后坚持饮用。

玫瑰疏肝茶的具体制作方法：玫瑰花、佛手各 5 克，将玫瑰花和佛手一起放到瓷杯或玻璃杯内，倒入适量沸水，浸泡 10 分钟左右即可。每天 1 剂，随喝随泡。

此茶之中的玫瑰花是珍贵的药材，有调和肝脾、理气和胃之功，玫瑰花气味芳香，既能疏肝理气又能解郁、活血散瘀、调经，有柔肝醒脾、行气活血之功，适合肝胃不和引发的胁痛脘闷、胃脘胀痛、月经不调、经前乳房胀痛等症。玫瑰花还能在一定程度上治疗面部黄褐斑，非常适合中青年女性饮用，是养颜、消炎之佳品。

佛手味辛、苦、酸，性温，有特殊的香气，能和中理气、消痰利膈，治疗胃痛胀满、痰饮咳嗽、呕吐少食等症。此方之中的佛手既能助玫瑰花之力，又可以行气导滞、调和脾胃，二者一同泡茶，即可达到解郁、宽中理气的目的。

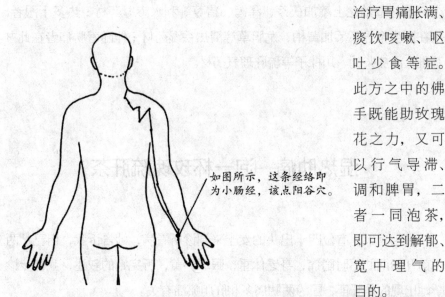

如图所示，这条经络即为小肠经，该点阳谷穴。

在中医看来，女子以肝为本，只有养护好肝脏，才能确保身体中的血液充足，才能美容养颜。

即使没有出现肝脏湿热，也可以泡上一杯玫瑰花茶舒缓身心，抵御湿热，拥有健康的身体。

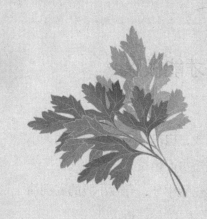

第九章
小肠湿热致失调，养好小肠除湿热

小肠经健康，湿热才能根除

曾经有位女士到我这里来看病，她告诉我，自己最近一段时间的大小便莫名其妙地开始不正常，经常腹泻，小便短少而色黄，我对她进行了一番诊治，发现她病在小肠，是脾胃虚弱，湿热犯中焦，导致小肠的泌别清浊功能受到影响。

我给她开了些有健脾整肠、除湿热的汤药，同时嘱咐她回去之后规律自己的饮食，注意清淡饮食，配合小肠经的按摩，养护好小肠，疾病就能很快痊愈。

手太阳小肠经的具体位置：起于手小指侧端，沿着手掌尺侧缘上行，出尺骨茎突，沿着臂后边尺侧直上，由尺骨鹰嘴上臂后内侧出行至肩关节后，绕肩胛，在大锤处（后颈部椎骨隆起处）和督脉相会。之后前进到锁骨上窝，深入到体腔，联络心脏，沿着食道下行，穿膈肌，到胃部，入属小肠。其分支由锁骨上窝沿着颈上面颊至外眼角，之后折回耳中。另外一个分支由面颊部分出，经过眶下，达到鼻根部内眼角，之后斜行至颧部。脉气由此和足太阳膀胱经相接。

最开始循经按摩的时候可以参照经络图，但是经过一段时间的按摩之后，我们就会熟悉经络的循行。按摩小肠经的最佳时间是未时，也就是13:00，此时小肠经当令。这个时间内小肠经的气血最为充足，进行按摩有利于养生。

每次按摩小肠经3～6遍，主要采取掌推的方法，同时在每个小肠经穴位上稍微按揉即可。

按摩小肠经能促进消化吸收，补养小肠正气，利于小肠的养护。小肠主吸收，其功能是吸收被脾胃腐熟后的食物精华，之后将其分配给各个脏器。这个阶段进行按摩还能促进午餐的消化，培养正气。在这个时间段进行按摩还能振奋精神，疏通经络，畅通气血，非常适合消化功能不好的人。此外，这个时候按摩小肠经还能改善小肠功能，缓解老年人消化吸收能力差的问题。

这种方法也非常适合长期使用电脑或伏案工作的朋友，因为此类人很容易出现脖子、肩膀酸痛，胳膊沉重无力状况，经过一番按摩即可缓解上述症状，有助于下午的工作顺利进行。

腹部按摩，提升正气防湿热

现代人虽然不会像老一辈的人那样过忍饥挨饿的生活，但却出现了新问题。在生活条件上升、物质日渐丰盈的情况下，很多人开始过量摄入大鱼大肉，"富贵病"越来越普及，甚至发生在孩子的身上。

孩子想吃什么，家长几乎不会拒绝，只要孩子想吃、喜欢吃，家长就会买给孩子、做给孩子吃，很多家庭中都摆满了孩子喜欢的零食、饮料，应有尽有，允许孩子"胡吃海喝"，在这种情况下，孩子怎么可能不生病？

几年前，有位家长带着孩子来我这里看病，孩子已经 10 岁了，由孩子的爷爷奶奶带大，由于家里只有这一个孙子，爷爷奶奶非常娇惯他，孩子想吃什么就让他吃什么，想喝什么就让他喝什么，在这样的情况下，孩子养成了乱吃乱喝的习惯。最近一年，孩子经常喊着肚子疼，爷爷奶奶也不知道是怎么回事，就买来一大堆消食片放在家里，每次孩子喊肚子疼就拿一片给孩子吃。

孩子平时喜欢吃辣味食物，尤其是街边的麻辣烫更是爱不释手，这一次，孩子不知道怎么回事又喊着肚子疼，而且腹泻、发热、小脸通红。我看孩子出现的是急症，赶忙给孩子输液，经过诊断，我断定孩子出现的是小肠湿热，功能不足，致使泌别失责，因此诱发腹泻，大便出现了完谷不化的现象，说明他的胃肠功能比较差，我嘱咐孩子的家人，回去之后一定要注意健脾养肠，规律孩子的一日三餐，饮食尽量清淡一些，不可让孩子再像之前那样大鱼大肉地吃了。少让孩子吃辛辣刺激、生冷食物，平时多帮孩子按摩腹部，有助于增强孩子的胃肠功能，特别是对于小肠的保健大有益处，能够避免湿热内停诱发小肠功能失调而致病。孩子的家长听完我的叙述之后连连点头，赶忙请教腹部按摩的具体操作。

腹部按摩的具体操作：左手手掌按在上腹正中，右手手掌按在左手背；双手沿着顺时针的方向按摩，粘着皮肤转动，力度从轻到重，逐渐增加，转速慢而匀，手要沉稳，范围从小到大。

这种按摩方法能培益中气，摩腹不但能应用在临床上，也是健康长寿的上策，它的治病机理就是"调节阴阳，疏通经络，宣通气血；健脾胃，利肝胆，降逆镇痛，补不足，泻有余，消内生之百病"，因此，经常做腹部摩轮功，不仅对小肠，对腹中的其他脏器也是有好处的。特别是能防治消化系统疾病。

这种方法适合各个年龄段的人群。最好在晚上进行，健康者也应当坚持每天操作，患者在炎症期要禁止操作。在此提醒大家注意一点，吃饭、喝水、上厕所要在按摩半小时以后进行。

小肠实热不用愁，常喝双苓木棉花茶

小肠实热证是一种小肠里热炽盛表现出的症候，主要为心热下移于小肠导致的。主要临床表现包括：心烦口渴，口舌生疮，小便赤涩，尿道灼痛，尿血，舌红苔黄，脉数。

心火内盛，热扰心神就会心烦，热灼津液就会口渴，心火上炎就会口舌生疮，而心和小肠互为表里，心火过盛就会随经络下移至小肠，小肠能分清泌浊，让水液入膀胱，这样一来就会出现小便赤涩，尿道灼痛等症；

若热盛灼伤阳络，就会表现出尿血，舌红苔黄，脉数里热之象。在这些症状之中，最常见的就是尿道感染。

尿道感染是女性的常见病、多发病，特别是在高温潮湿的天气，女性的私密处汗液蒸发不畅，长时间处在潮湿的状态，各种致病菌就会大量滋生，诱发感染。中医将尿道感染列在"癃闭""淋证"的范畴，主要症状为腰痛、尿频、尿急、尿痛等，中医认为此病主要为湿热下注导致的。

前段时间有位 30 岁出头的女士来诊所看病，她告诉我，自己每次和丈夫同房之后都会出现阴部瘙痒、带下量多、小腹疼痛、尿频尿痛等症，去医院一检查发现自己患上了尿道感染，她觉得既然是尿道感染，自己就要注意阴部卫生，从那之后就有了洁癖，而且从那之后，每次同房她都会有压力，影响了夫妻之间的感情，她很愁闷，不知道该怎么办才好。

我告诉她，尿道感染可能与洗涤用具不洁，或摄生不慎，湿热毒邪，侵犯下焦等有关。湿热天气也可能导致疾病的发生；多疑、生闷气，气郁化火都可能诱发此病。我给她推荐了一款茶——双苓木棉花茶，嘱咐她回去之后冲泡来喝，能有效缓解她所出现的症状。

双苓木棉花茶的具体做法：取猪苓、茯苓、木棉花各 15 克，蜜枣 2 个。将猪苓、茯苓、木棉花分别洗净之后和蜜枣一同放到锅内，倒入适量清水，开大火煮沸之后转成中火继续熬煮 10 分钟，过滤取汁，晾凉之后代替茶来饮用。

尿道感染的根本诱因是湿热，不管是火热之邪内侵、七情郁结化火，还是饮食不节化热生火，均会导致实热内炽。湿热蕴结到小肠，就会影响其分清泌浊之功，诱发小便不利；心和小肠互为表里，会表现出口舌生疮等症；小肠和膀胱有着密切关系，小肠湿热移至膀胱，膀胱的气化功能就会受影响，进而导致小便不利。上方文中的茯苓和猪苓都是利水渗湿的常用药，和有祛湿之功的木棉花配伍，即可清热利湿。

小肠实热被清除出去之后，小肠功能就会变好，其泌别清浊之功就会变得顺畅，营养精华即可被吸收，糟粕垃圾顺利被排出去，人体内正常的新陈代谢即可保持正常，身体才能恢复到健康状况。

祛除湿热又养生，就喝红豆汤

红豆有健脾止泻，利水消肿之功，能治疗水肿、脚气、黄疸、泻痢、便血、痈肿等症。《本经》之中说其"主下水，排痈肿脓血"。《日华子本草》之中有云："赤豆粉，治烦，解热毒，排脓，补血脉。"《本草再新》之中说红豆可"清热和血，利水通经，宽肠理气"。

前一阵子，有位患者来诊所看病，他告诉我，自己上个星期被派到南方出差，去了还没一个星期就开始肚子疼，急匆匆赶了回来。我诊断出他出现的是小肠湿热腹痛。但是我并没有给他开药，而是嘱咐他回去之后熬点红豆汤喝。

红豆汤的具体制作方法：红豆50克，将红豆放到清水中浸泡一夜，第二天早上醒来之后放入锅中，倒入2000毫升清水熬煮至红豆开花即可，盖好盖闷着，可随时饮用。

红小豆有非常好的养心功效，心和小肠互为表里，二者相辅相成，心养好了，肠的受盛、泌别、主液等功能即可维持正常，小肠的正气不虚，即可避免招致湿热等外邪。

而且，红小豆归心经和小肠经，除了能从养心的角度间接地养护小肠，还有补中益气之功。小肠有疾，特别是烦满、胀痛，受湿热之邪侵袭，找红小豆就对了。

防止小肠湿热，或者处在湿热的环境之中，或者摄入过量的肥甘厚味之品，都可以通过喝红小豆汤来保健身体。

当时正值暑热季节，他的出差地是武汉，处在湿热的环境中喝点红豆汤是非常有益的。连续喝了三天之后，患者打电话来告诉我说症状已经痊愈，我嘱咐他坚持喝下去，有助于预防湿热再度侵袭他的身体。

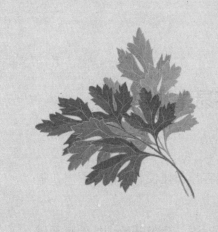

第十章
大肠湿热便不通，养好大肠便自通

定时排便，肠内不易生湿热

排便其实是有特定时间的，有的人习惯在早晨排便，有的人习惯在中午排便，而有的人习惯在晚上排便……

我们应该在特定的时间排便。儿子小的时候，我就开始训练他每天早晨起床后定时排便，并告诉他这样做可以及时清除体内的垃圾，对身体健康大有益处，所以儿子的身体一直都非常健康。

想要避免湿热停留于体内，只有及时地将大便排出体外，才能避免大便变成湿热的源头，也不会由于肠内有湿而让湿热侵袭人体或大肠，诱发各种危急的病症。由此我们不难推断，想要避免湿热伤身，定时排便是必需的。那么定时排便要从哪几方面着手呢？

1. 养成每天定时排一次大便的习惯

最佳的排便时间是每天早饭之后，因为这时食物进入到胃中可以引起"胃—结肠反应"，促进胃肠蠕动，出现大蠕动波，有利于排便反射的发生。而且此时大肠经当令。

2. 每天早晨起床后空腹喝一杯温开水

起床之后，可以喝上一杯温开水或蜂蜜水，利于刺激胃肠蠕动，促进排便，而且可以增加肠道里面的水分，预防粪便干燥诱发便秘等。

3. 清晨起床后即使没有便意也要如厕

最开始可能很多人并不习惯早晨起床后上厕所，而且在这个时候并没有便意，其实，即使没有便意也应当如厕，这是结肠道重新调整规律的机会。并且，排便动作本身是种反射性活动，因此能建立条件反射，只要坚持定时排便一段时间，就能逐渐建立起排便的条件反射，之后每天到了这个时间点都会有便意。

4. 排便时要集中精力

排便的过程中要养成集中精力的好习惯，尽量避免在排便的过程中听音乐、看报纸、玩游戏等，还要注意将大便排净。

5. 不要强忍大便

不管是因为工作忙碌还是生活紧张，都不应该刻意地忽视便意。经常忽视便意或者强忍大便，粪便就会在该排出的时间不排出，在肠道中长时间滞留，变得干燥，导致便秘，长时间如此，直肠感受粪便的能力就会下降，诱发直肠性便秘。如果你觉得早晨排便实在不适合你，选择在中午或晚上排便也是可以的，重点是要定时排便。

6. 避免依赖药物通便

很多患者排便不顺利的时候就会服用泻药，有的女性在减肥的时候也会用泻药，每天这么用泻药强制自己的肠道排便，久而久之，身体便生出病来，不仅干扰了肠道正常的吸收功能，而且出现了顽固性便秘，到最后发展成大小便失禁，可以说是苦不堪言。

7. 按摩腹部

每天应当安排一定的时间按摩腹部，有助于促进粪便的排出。不过刚吃完饭是不宜按摩腹部的，最佳的按摩时间是饭后一小时，有助于促进胃肠蠕动，利于食物的消化和吸收。

左右摇摆，远离湿热靠近健康

没事的时候我们可以通过左右摇摆身体来锻炼腹部，刺激腹腔脏腑，其实这个过程就相当于在按摩腹部，有助于提升脏腑功能，益气活血，平衡阴阳，还能刺激到肠道，促进排便排气排毒，避免湿热等外邪入侵体内，有益于人体健康。

此外，左右摇摆的过程中还可以促进人体新陈代谢的过程，让身体变得更加柔软，进而瘦身；让紧张的肌肉得到放松，同时让身体各部位的机能得到回复，均衡体态，保持年轻等。"左右摇摆"的具体做法：

上摆式：站立，双脚和肩同宽，吸气，双手向上举，双掌相对，之后双臂带动腰腹左右各摆动 16 下，此动作能够带动两腰、腹部、背部、大臂运动，利于按摩内养，有益于脏腑健康。

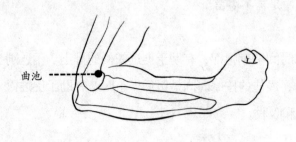

曲池

左摆式：恢复到站立状态，双脚和肩同宽，放下手臂，左转身体，右手向前拍动腰腹部，左手向后拍动腰背部。最好随惯性进行摆动，拍打身体的时候稍微用力，要能发出"啪啪"的响声。

右摆式：恢复站姿，双脚和肩同宽，放下手臂，右转身体左手向右前拍动腰背处，最好随惯性进行摆动，拍打身体的时候稍微用力，要能听到"啪啪"的响声。

左摆式要和右摆式联系起来做，左右分别做 16 下是一个回合。

前后摇摆式：吸气，将双手举过头顶，双掌向前，呼气弯腰，腿部要保持直立，腰要尽量向下弯，之后吸气，举起双手到头顶上，向后仰，再次呼气弯腰，吸气的时候身体直立往上仰，节奏要更快一些，重复此操作16 次。

这个动作可以有效按摩人体的脏器，提升机体水平，不过要长期坚持才能看出效果。不仅能改善身体状况，祛除体内湿热，还能够完美你的身材。

按摩曲池穴，燥化大肠经湿热

从中医的角度上说，大肠和肺互为表里，肺主皮毛，当外邪入侵人体的时候，最先在体表和发肤接触，进而伤及肺脏，诱发呼吸系统疾病，此时就会表现出发热、咳嗽等症，而曲池穴就是治疗此类症状的常用穴。

曲池穴是手阳明大肠经的常用腧穴之一，是该经的合穴，现代经常用其治疗肩肘关节疼痛、上肢瘫痪、高血压、荨麻疹、流行性感冒、扁桃体炎、甲状腺肿大、急性胃肠炎等。

曲池穴的具体按摩方法：将拇指指尖放到曲池穴上，其余四指扶住肘弯，之后拇指用力一松一按，沿着顺时针的方向按揉 3 圈，每个穴位按揉10 遍，按至穴位处感到酸胀，自己能承受即可。经常按摩曲池穴能加速气血循环，改善气血和肤质、消除手臂脂肪，不过孕妇不能按摩此穴。

半个月前的一个晚上，一位家长带着个 5 岁的患儿来诊所看病，孩子的妈妈告诉我说，几天前，孩子晚饭后吃下一大桶冰激凌之后，夜间就开始头痛发热，清晨起床后上吐下泻，咽痛，去医院一检查，确诊为感冒并扁桃体发炎，输了几天液，又吃了些消炎药，但是至今症状未减，于是就找到我。

我看那孩子的双侧扁桃体红肿，服药是比较困难的，于是就采用了针灸疗法。当天晚上，我在孩子的曲池、合谷、外关、颊车、少商等穴进行针灸，治疗结束之后，孩子当晚的头痛、发热症状都有所减轻，第二天再来诊所的时候精神状态比前一天好了很多，继续进行针灸，同时嘱咐孩子的妈妈回去之后给孩子做"五汁饮"代水喝。共治 4 次之后，孩子恢复健康。

五汁饮的具体做法：取梨、荸荠、鲜芦根、藕各 100 克，麦冬 500 克。将梨、荸荠、藕洗净之后去皮，切碎，一同放到榨汁机中榨汁；麦冬和芦根洗净之后切碎，用少量凉开水浸润 30 分钟后挤汁；将五汁混合均匀即可。

此方有清热生津、养胃止渴之功，能治疗高热后津液过伤导致的严重口渴。

按摩大肠经，提升肠功能防湿热

大肠被湿热困扰之后，肠道中的毒素就会有所残留，通过血液循环的过程淤滞在皮肤表面，导致你的皮肤生出痘痘和色斑。

对于大肠湿热的患者来说，想要祛除肠道中的湿热，平时应当注意规律自己饮食，可以每天早晨起床喝上半杯温开水，以清理肠胃，早餐时配合喝上一杯酸奶或牛奶。平时尽量避免吃油炸辛辣之品和生冷甜腻之品，多吃些富含纤维素的食物，如西葫芦、糙米、芹菜、西红柿、红薯等，还要注意一点，不管是食物还是水，都应当以温热为主，做到这些，即可在一定程度上清除身体中的湿热，减少痘痘的出现。

除了要注意以上几点，还应
当注意平时利用大肠经来养护
大肠，避免湿热等外邪伤害身
体，同时谨防痘痘的出现。

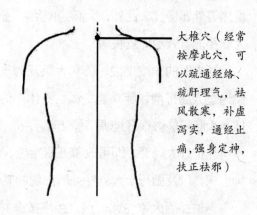

大椎穴（经常
按摩此穴，可
以疏通经络、
疏肝理气，祛
风散寒，补虚
泻实，通经止
痛，强身定神，
扶正祛邪）

大肠经的位置：大肠经起
于手指桡侧端的商阳穴，经过
手背循行在上肢身侧前缘，上
肩，至肩关节前缘，向后和督
脉在大椎穴相会，之后向下行
入锁骨上窝的缺盆穴，进入胸腔络肺，通过膈肌下行，入属大肠。其分支
由锁骨上窝上行，经过颈部至面颊，入下齿中，回出夹口两旁，左右交叉
在人中，至对侧鼻翼旁，经气在迎香穴和足阳明胃经相接。

刚开始按摩的时候可能难以准确掌握经络的具体位置，可以参照经络
图来按摩，慢慢摸索，也可
以咨询中医或保健医师帮忙
按摩或者指导穴位位置、按
摩方法等，即可轻松掌握经
脉的走向。

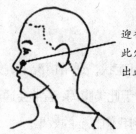

迎香穴（有规律地按摩按
此穴，可以很好地减少鼻
出血的发生）

按摩大肠经的最佳时间
是早上 5:00 ~ 7:00，此时大
肠经当令，最好起床排便，将体内的废物排泄出去，之后按摩大肠经。若
起床之后无便意，可以先平躺在床上，循经按摩大肠经，之后喝一杯水，
以利于排便。每次循经按摩 3 ~ 6 遍，用掌推，同时在每个大肠经穴上稍
微按摩。

手阳明大肠经属阳明经，气血旺盛，能增强人体阳气，或将多余火气
去掉。按摩大肠经能够很好地养护大肠，让大肠的正气更加充足，以免被

湿热等外邪侵扰。此外，大肠经能治阳证、实证，发热病，和肺互为表里。大肠经能有效治疗皮肤病。

从中医的角度上说，肺和大肠互为表里，肺之浊气无法及时排出，就会通过大肠排泄，肺功能变弱，身体中的毒素就会淤积在大肠之中，因此按摩大肠经能够很好地调节脸上起痘痘、身上起湿疹等问题。

养护好大肠经，即可改善五官疾患、皮肤病、咽喉病、热病、肠胃病、神志病，以及循行于大肠经处所出现的其他病症。

不过提醒大家注意一点，经络按摩并不是一次两次就能见效的，需要长期坚持才可看出显著效果。学会了这种按摩方法，不仅能保健大肠，还能够防治大肠疾病，抵御外邪。

清除湿热止腹泻，就喝二黄汤

腹泻是一种常见症状，通常情况下，人在吃了生冷、过期、变质的食物后会出现腹泻，对于此类腹泻，通常会通过止泻药来治疗，但是有的时候，止泻药却并不能达到我们想要的效果。

几个月前，一位女士来诊所看病，她告诉我说，自己腹泻了很多次，每次都吃止泻药，不过腹泻没停多久又会发生，自己平时在饮食上很注意，可为什么还是会发生腹泻呢？

患者告诉我说，自己的大便泻而不爽、肛门处有灼热感，我告诉她，她的腹泻为湿热导致的，仅仅止泻是不能从根本上解决问题的，必须将肠道内的湿热之毒清除干净才可达到根治的目的，否则病情就会反复发作。

湿热型腹泻好发于夏秋季节，主要为外界湿热之毒入侵胃肠、郁结在中焦之中，若湿热在内郁蒸，胃肠里面的气血就会紊乱，胃肠的传导之功就会失常，进而腹泻。那么要怎么判断自己出现的腹泻是否为肠道湿热引发的呢？

通常情况下，湿热型腹泻的患者会伴随着舌红、舌苔黄腻、小便短赤等症，我给她推荐了二黄汤，嘱咐她回去之后按方服药。

二黄汤的具体做法：取黄芩、黄连、甘草各 50 克。将黄芩、黄连、甘草一同研成粗末，每次取 9 克，或放到药锅内，倒入 300 毫升清水，开大火烧沸后转成小火煎煮至水减半，取其汁。每天 2 次，至腹泻停止时停服。

此方之中的黄连和黄芩都为苦寒之品，能清热燥湿、泻火解毒，不管是肠胃湿热导致的呕吐、腹痛还是腹泻、痢疾，都可通过服用此方来治疗。甘草可补中益气、清热解毒、缓急止痛、调和药性，在健脾和胃方面有着重要作用。

还可以用上述材料泡茶来喝，或者直接和大米一同熬粥，做成二黄粥。二黄粥的具体做法：取黄芩、黄连、甘草各 50 克，一同研成粉后装入罐内；取 100 克大米，淘洗干净之后放到锅内，倒入适量清水，开大火烧沸后转成小火，放入 20 克打好的药粉，搅拌均匀后熬煮成粥，分成 2 次服下。

但是提醒大家注意一点，若是所出现的腹泻并非湿热导致的，不能乱用二黄汤、二黄茶或二黄粥，患上湿热型腹泻之后，通过药物治疗的同时还要注意吃些流食，如牛奶、果蔬汁等，进而补充身体中所缺失的水分。疾病康复之后，饮食也要由稀到稠，从软到硬，有规律地饮食，进而确保脾胃和肠道的健康。

大肠湿热患痢疾，喝点马齿苋绿豆汤

大肠湿热证是指湿热侵袭大肠表现出的症候。主要为外感湿热之邪，或因饮食不节等因素导致的。

大肠湿热导致的痢疾主要发生在夏秋季节，为湿热之邪内伤脾胃，使得脾失健运，胃失消导，更挟积滞酝酿肠道导致的，属中医肠澼、滞下范畴。湿热侵袭大肠会表现出里急后重，或大便脓血，肛门灼热，小便短赤等。

前段时间有个餐馆的服务员来诊所看病，由于工作繁重，饮食无忌，也没有固定的吃饭时间，再加上暑热太重，便出现了腹泻，第二天之后虽然腹泻止住了，但是肚子还是很疼，于是来我这里就诊。

患者告诉我，他自从那天腹泻之后不思饮食，小便短赤，里急后重，舌苔黄腻，脉滑数，是典型的湿热之象，主要为饮食不节不洁，损伤肠胃，湿热之邪乘虚而入导致的。

我给他开了两剂药，嘱咐他回去之后按方服药，过两天再来复诊，第三天患者复诊的时候腹痛已经消失。把脉后我又给他开了3剂药，同时嘱咐他回去之后熬些马齿苋绿豆汤来喝。

具体做法：取干马齿苋、绿豆各60克，洗净后一同放入锅中，倒入适量清水，开大火煮沸5分钟后转成小火继续煮半小时左右，过滤留汁，分次服下，每天服1～2次，连服3天。

马齿苋有清热利湿、解毒消肿、消炎、止渴、利尿等功效，和有清热解毒之功的绿豆同用，能起到非常不错的清热利湿之功，非常适合湿热泄泻或热毒血痢的患者服用。

从中医的角度上说，痢疾的发生主要为外受湿热、疫毒之气，内伤饮食生冷，伤及脾胃和脏腑导致的，治疗时应当注意辨证施治，或是通过药膳进行调理。

出现痢疾的时候，除了按照医嘱服药，通过药膳调理之外，还应当注意合理膳食，尽量吃些软烂的、容易消化的食物，喝些果蔬汁、淡盐开水，必要的话可以禁食一天。生冷油腻、辛辣刺激之品都不能吃了，以减轻胃肠负担，防止刺激胃肠。治疗加护理，痢疾即可早日痊愈。

湿热便秘怎么办，就吃二苓粥

便秘是一种被大众熟知的症状，几乎每个人都出现过便秘症状，只是有的仅仅是被困扰几天，不用吃药就能自愈；而有的却被便秘困扰良久，服药都不能排个痛快。其实，不管是什么原因导致的便秘，归根结底都是和大肠有关的。

生活中，很多人出现的便秘都是湿热型便秘，这种便秘治疗起来很困难，治疗时应当从除湿除热、健脾养胃、整肠润肠等方面着手。

前段时间，有个朋友打电话告诉我说自己上大学的女儿李佳这两年被便秘、腹泻折腾得苦不堪言，脸上长了很多痘痘，后来仔细询问才知道，李佳所读的大学在湖南，换了地理环境，饮食也有差异，湖南的菜肴以辣味为主，很多菜肴甚至一半多的料都是辣椒，在湖南待了一段时间之后，李佳也喜欢上了这辣味，虽然爱吃，可这身体三天两头的不舒服。

后来我让朋友趁着假期带着李佳来诊所一趟，对李佳进行了一番检查和询问，发现她出现的症状和大肠湿热有关。因此，除了要注意补益身体，还应当用一些能够祛除大肠湿热的方剂，这样便秘就能得到缓解。

正气充足的人即使吃了不当的食物或遭受外邪外患，也不容易患病，因此，对于李佳出现的病症，当务之急还是补足正气。我给她开了能够补正气的药方，之后嘱咐她要规律生活，清淡饮食，即使每天都在外面吃，点菜的时候也可以告诉厨师别放辣椒。保持良好的情绪，多吃些富含膳食纤维的新鲜果蔬。除此之后，我还给她推荐了一款二苓粥，有防治大肠湿热的功效，治疗湿热便秘的效果非常不错。

二苓粥的具体做法：茯苓、猪苓各15克，薏苡仁20克。将上述食材一同放到干净的砂锅内，煲至薏苡仁开花即可。

此方之中的薏苡仁有除湿热之功。而且薏苡仁中富含膳食纤维，有促进排便之功；茯苓性味甘淡平，入心、肺、脾经，有渗湿利水、健脾和胃之功，而且能治疗湿热便秘，湿热消失，便秘症状自然得到缓解；猪苓味甘淡，性平，归肾经和膀胱经，有利水渗湿之功，能够治疗小便不利，水肿，泄泻，淋浊，带下等症，为解热除湿之佳品。三种食材搭配在一起，即可除三焦之湿热，健脾胃，整肠，促进通便。

不过要提醒大家注意一点，并非所有的便秘患者都适合服食此药膳，如果并非湿热而致的便秘，服此药膳作用不大，应及时到医院咨询医生，对症用药。

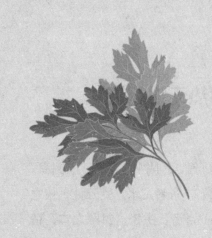

第十一章
肾受湿热不适生，提升肾气保健康

平衡肾之阴阳，让湿热无法靠近

从中医的角度上说，肾为先天之本，居下焦，是阴中之阴脏，有封藏、贮存精气之功。《素问·上古天真论》中提到："肾者主水，受五脏六腑之精而藏之。"《素问·六节藏象论》中有云："肾者，主蛰，封藏之本，精之处也。"肾所藏的精，包括先天之精和后天之精两方面。其所藏的先天之精为人体先天之基础，禀受于父母，充实在后天。如果你想让湿热无法靠近身体，健健康康地生活，养肾平衡阴阳是非常重要的。

《黄帝内经》上面有记载，"夫自古通天者生之本，本于阴阳"、"阴平阳秘，精神乃治，阴阳离决，精气乃绝"，由此可见，阴阳是万物之根本，为调和身体健康之基础。我们的肾能藏精化气，肾精所化之气分为肾阴和肾阳两种，肾阴如同雨露和润滑剂一般，能够滋养、濡润人之脏腑组织；肾阳就像阳光一般，能够温煦我们的身体，不仅能制约阴寒，还能够促进精血津液之化生和人体的正常新陈代谢过程。二者相互合作，相互制约，相互依存，相互为用，一起维持着人体组织阴阳的相对平衡以及身体的健康状况。可以说，肾阴和肾阳是人体各个组织阴阳之根本，有元阴和元阳之称。

中医认为"肾主水"，能调节水液，将肺肃降下来的水液平均分配到各个脏腑组织之中，将多余的水分移交到膀胱，转化成尿液排出体外，不过这一过程需要肾之阴阳平衡作为基础。

一旦阴阳失调，肾代谢水液的功能就会下降，不能维持人体中水液的正常代谢，水湿就会停滞在身体之中，易发生水肿等病，遇热之后还会转变成湿热，其他功能都会跟着下降。

既然平衡肾之阴阳就能够让湿热无法靠近，那么应该怎么做才能让肾之阴阳平衡呢?

1. 劳逸结合

平时应当注意避免过度劳累、合理休息，懂得用正确的方法为自己减压，每天睡子午觉，否则会伤肝伤肾。

2. 合理饮食

平时可多吃一些有助于补肾的食物。补益肾阳的食物包括：羊肉、韭菜、黑芝麻、枸杞、山药、黑木耳、核桃、泥鳅、粟米、豇豆、甲鱼等；滋补肾阴的食物包括：乌鸡、桑葚、牛奶、蛤蜊、鱿鱼、黑豆。

3. 合理性生活

古语有云"色字头上一把刀"，意思就是说，情欲如果没有节制，藏在肾内的精气就会被耗散殆尽，使得维持人体健康的元阴和元阳受损。通常来说，30 岁以前每周性生活 2 ～ 4 次，30 ～ 40 岁时 1 ～ 2 次，40 岁之后每个月 1 ～ 4 次就可以了。不过这并不是绝对的标准，还应当根据个人的身体素质、健康状况来定，不管处在哪个年龄阶段，都应当以身心愉悦、精力充沛为原则。

4. 适当的按摩

在我们的背部分布着膀胱经，经常推背能够排毒养肾。具体操作：受推者俯卧在床或沙发上，推拿者用掌根着力，力度适中，由颈椎一直向下推至尾骨，重复上述动作 5 ～ 10 分钟，至背部产生热感即可。

循经按摩生正气，祛除湿热保安康

肾为先天之本，关乎着一个人一生的幸福，想要拥有高质量的生活，首先要做的就是强壮自己的肾脏。肾脏包含着生命之原动力，为生殖力之源泉，而肾经为养生过程中的重点保健经络。

从现代医学的角度上说，肾脏掌管调节人体中的水液代谢过程，同时将人体中的多余水分和代谢废物通过膀胱排出体外。养肾的过程中可以结合肾经上的穴位全面养护肾气，不仅能除湿热，还可以抵制各类肾和肾经疾病。

肾经在人体之中的位置：肾经从脚小趾小边起，斜向脚底心的涌泉穴，出于舟骨粗隆下的然谷穴、照海穴、水泉穴，沿着内踝后的太溪穴，分支进入到脚跟中的大钟穴，向上向小腿内侧的复溜穴、交信穴，会三阴交穴，出窝内侧的筑宾穴、阴谷穴，上腿内后侧通过脊柱的长强穴属肾，终于膀胱的肓俞穴、中注穴、四满穴、气穴、大赫穴、横骨穴，会关元穴、中极穴。

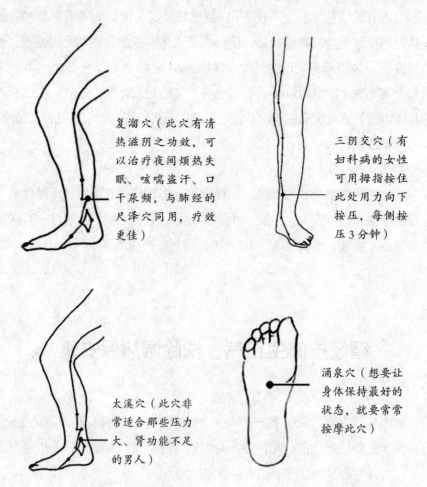

复溜穴（此穴有清热滋阴之功效，可以治疗夜间烦热失眠、咳喘盗汗、口干尿频，与肺经的尺泽穴同用，疗效更佳）

三阴交穴（有妇科病的女性可用拇指按住此处用力向下按压，每侧按压3分钟）

太溪穴（此穴非常适合那些压力大、肾功能不足的男人）

涌泉穴（想要让身体保持最好的状态，就要常常按摩此穴）

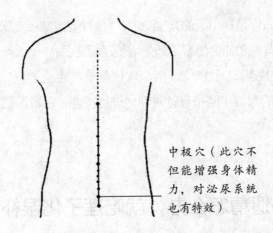

中极穴（此穴不但能增强身体精力，对泌尿系统也有特效）

直行脉：由肾向上至商曲穴、石关穴、阴都穴、通谷穴、幽门穴，通过肝、膈，进入肺中的步廊穴、神封穴、灵墟穴、神藏穴、或中、俞府，沿着喉咙、夹舌根旁的通廉泉穴。

它的支脉：由肺而出，络在心，流注在胸内，接手厥阴心包经。

刚开始循经按摩的时候可以参照经络图，等到熟悉经络的位置之后即可轻松进行按摩的过程。

肾经按摩的最佳时间是酉时，即 17:00 ～ 19:00，此时肾经当令，按摩肾经能够为人体增补元气。我们的五脏六腑均由元气生出来。因此，肾经当令的时候进行按摩能够补充人体所需之肾气，这样人体不仅不容易受外邪的打扰，还能够促进身体健康。每次循经按摩 3 ～ 6 遍，用掌推，同时在每个肾经穴位上稍微按摩。

从现代医学的角度上说，肾脏掌管着水分的调节，而且能将身体中多余的水分、代谢废物从

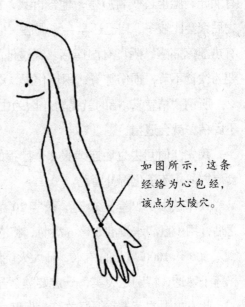

如图所示，这条经络为心包经，该点为大陵穴。

膀胱排出体外，但是从中医的角度上说，肾脏包含着生命原动力，为生殖力之源泉。不过肾脏功能会随着年龄的增长逐渐变弱。

肾脏上一共有 27 个穴位，每个穴位都是养生之要穴，可以根据自身状况选择适当的穴位，坚持有针对性地进行按摩，对肾脏健康大有裨益。

湿热遗精怎么办，就吃莲子化湿补肾汤

很多年轻男士因为遗精而烦恼着，而这其中有很大一部分的人由于感到羞愧而不去就医，最终导致疾病的加重。从中医的角度上说，遗精很可能是湿热导致的，想要治疗此类遗精，首先要做的就是清除体内的湿热，补肾固精。

前段时间，有位 20 岁出头的小伙子来诊所看病，他的身材偏胖，面有油光，脸上还长着痘痘，他告诉我，自己喜欢吃肥甘厚味之品，读大学之后聚会比较多，自己还学会了喝酒。但是这段时间，他经常小便色黄赤，有热涩疼痛感，阴囊有湿痒感。通过他的叙述，我断定他所出现的遗精主要为饮食不节，损伤脾胃，积热化湿，湿热下注扰动精室导致的。

所谓"精室"，指的就是肾，因为中医认为"肾藏精"，湿热扰肾，肾不固精，就会遗精。

我先让他回去之后连续服 2 个疗程的龙胆泻肝丸，之后给他推荐了个食疗方——莲子化湿补肾汤。

具体做法：取莲子 30 克，芡实 20 克，茯苓 10 克。将芡实和莲子洗净之后，用少量清水浸泡 5 ～ 6 小时，将泡好的莲子、芡实一同放到炖锅内，倒入 800 ～ 1000 毫升的清水，开大火烧沸之后，放入茯苓一同熬煮至芡实和莲子熟透，特别是芡实，一定要熬至开花熟烂，最后调味，分次吃完。

此方之中的莲子有很好的养生保健之功，中医认为，莲子能大补元气，清热固精，为治疗梦遗滑精的佳品，现代药理学表明，莲子中的莲子碱能平抑性欲，因此，莲子非常适合出现梦遗或滑精的青年男性朋友；芡实有补中益气之功，为滋养强壮之佳品，它的功效和莲子相近，但是其收敛镇静之功比莲子强很多，能治疗脾肾两虚导致的慢性泄泻，小便频数，遗尿，梦遗滑精等症，加入芡实能提高莲子的补益脾肾之功，能治疗梦遗滑精；茯苓有健脾利水之功。将此三味药配伍，不但能清利湿热，而且能补肾强脾。

除了可以用上述材料熬汤，还能直接用它们泡水或熬粥。莲子化湿补肾粥的具体做法：取芡实 20 克洗净后放到冷水中浸泡 5～6 小时，之后和 30 克莲子、10 克茯苓、50～100 克大米一同熬粥就可以了。

但是提醒大家注意一点，药膳虽然重要，但还是要注意自己的日常饮食，平时多吃些营养丰富，特别是高蛋白的食物，如牛奶、瘦肉、鸡蛋等，尽量不要吃肥甘、辛辣吃品，戒烟限酒，浓茶、咖啡也是要少喝的。

湿热下注患阳痿，吃上一碗泽泻粥

随着现代人生活节奏的加快、生活压力的变大、饮食起居的不规律，导致很多男性朋友年纪轻轻就患上了阳痿症状。阳痿是一种伤男人自尊的疾病，他让男人不敢正视自己的妻子，更是在漫漫长夜掩面伤心。

提起阳痿，很多人都会想到肾阳虚，的确，阳痿多为肾阳亏虚、宗筋弛纵导致的，治疗时应当从温补肾阳着手，导致现代人形成这样一种误区，一旦发现自己阳痿,就一个劲儿地服用补肾药、补肾保健品等。然而事实上，虽然肾阳虚是导致阳痿的主要原因，但并不是所有的阳痿症状都是肾阳虚导致的，湿热内结同样会导致阳痿。

我认识某电器城的销售经理，小伙子 30 岁出头，精明能干，他告诉我，自己的身体一直很健康，很少生病，但是前段时间突然出现了阳痿，让他有些惊慌失措，自行服用补肾壮阳药 1 个月之后，不仅没能治愈阳痿，症状反而被加重，导致他焦虑异常，茶不思饭不想。

我对他的生活习惯还是多少有些了解的，他喜欢吃肥腻之品，再加上他的工作性质，喝酒应酬自然少不了。他告诉我，除了阳痿之外，他还出现了身重嗜睡，头闷耳鸣，阴囊潮湿多汗，小便短赤等症。

我对患者做了一番检查，发现患者的舌淡红，舌苔黄腻，脉滑数，是很明显的湿热之象，而患者之前自行服用了温补肾阳的药物，无异于火上浇油，加重病情成了必然的结果。

我给他开了清热利湿的方剂，同时嘱咐他回去之后清淡饮食，戒烟酒，烹调泽泻粥辅助治疗。

泽泻粥的具体做法：取泽泻粉 10 克，粳米 50 克。将粳米淘洗干净后放入锅中，倒入适量清水熬粥，等到米开花之后调入泽泻粉，转成小火稍微煮沸就可以了，每天 2 次，温热服食。3 天为 1 疗程，不能久服，便秘者不宜服食。

此粥之中的泽泻味甘淡、性寒，有利水渗湿、泄热通淋之功，能治疗小便不利、热淋涩痛、遗精等证。但是要注意一点，肾虚精滑，没有湿热的人禁食此粥。

对于湿热导致的阳痿来说，饮食调养是非常重要的，平时可适当吃些健脾利湿食物，如山药、鲤鱼、薏苡仁等。阳痿患者多因自尊心比较强而难以脱口，因此而贻误最佳的治疗时机，所以提醒阳痿患者，发现阳痿的时候及时就医，辨证施治，讳疾忌医只会把病情拖得越来越严重。

湿热腰痛不用愁，常喝黑豆除湿补肾汤

很多人都出现过腰痛之症，尤其是中老年人，不过腰痛只是一种症状，而并非疾病，因此，治疗之前首先要明确自己出现的症状是哪种疾病导致的，做到辨证施治。本文主要介绍的是湿热腰痛。

《黄帝内经》之中有云："肾热病者，先腰痛。"意思就是说腰为肾之府，肾病不一定会腰痛。若是湿热引发的疾病，如尿路感染、肾炎等，均会表现出腰痛之症，而且伴随着其他症状。因此，腰痛的时候要考虑是不是肾出了问题，再根据其他症状准确判断疾病的类型。

曾经有一位患者来我这里看病，他告诉我说自己腰痛，让我帮他看看，经过诊断，我确定她出现的是湿热腰痛。我嘱咐他回去之后注意清淡饮食，多吃流质食物，适当运动，做好阴部卫生，防止湿热外邪上逆，传导疾病。而且我还给他推荐了一款膳食——黑豆除湿补肾汤。

黑豆除湿补肾汤的具体做法：取薏苡仁60克，绿豆、黑豆各30克，将黑豆、绿豆用温水浸透；将锅置于火上，倒入适量清水，放入黑豆，先开小火烧沸，之后放入绿豆烧沸，放入淘洗干净的薏苡仁，开小火熬煮至熟烂，调入适量白糖即可。

此膳食之中的黑豆性平，味甘，归脾经和肾经，有强壮身体、提升抗病能力、消肿下气、润肺燥热、活血利水、祛风除痹、补血安神、明目健脾之功，能够治疗四肢麻痹、肝肾阴虚、头晕目眩、腰痛或腰膝酸软、视物昏暗、须发早白、脚气水肿、湿痹拘挛、腹内挛急作痛、泻痢腹痛等，因此，黑豆在这个方剂之中有着重要的补益之功，除湿除热，补肾治腰痛。

而绿豆有清热解毒利湿之功；薏苡仁有清热解毒利湿之功。三种食材搭配在一起，即可有效补肾、除湿除热、除湿痹拘挛、治腰痛等。

那位患者回去之后按照我的嘱咐清淡饮食，同时坚持服食此膳食，一段时间之后，腰痛症状得到了显著缓解。

肝胆湿热怎么办，找玉米须来帮忙

玉米须又叫龙须，性平，味甘、淡，入肝经，肾经和膀胱经，有清热解毒、利尿消肿、平肝利胆之功，我们平时也可以利用玉米须来有效清除湿热。

从夏秋季节开始，玉米就成熟了，很多人都喜欢吃新鲜的玉米，而玉米青色的外皮和玉米须就会被丢掉垃圾桶之中，新鲜的玉米被放到锅中炖煮至熟。实际上，玉米须是一种传统的中药，我们可以用玉米须熬水，能治疗水肿、黄疸、脚气等湿热症状。

现代药理学研究表明，玉米须可以降血压、降血糖，在煮玉米的时候，我们不妨将玉米须留下来，用它熬一碗玉米须茶，味道甘甜，而且对身体健康大有益处。不喜欢喝茶的人可以用玉米须来熬汤。

通常情况下，玉米须性平，也没什么禁忌，选择玉米须的时候一定要将露在外面的部分去掉，使用包在玉米棒中的部分，因为露在外面的部分很可能被农药污染了。

接下来为大家推荐几款能够有效祛除体内湿热的玉米须药膳方：

1. 玉米须汤

具体做法：取排骨 150 克，玉米 1 根，生姜 1 小块，鲜玉米须 50 克，香菜 1 棵，西红柿半个。将排骨剁成块状，放到沸水中焯掉血水；玉米洗净之后切成段状；生姜洗净之后拍松；鲜玉米须洗净即可。将上述食材一同放到砂锅内，倒入 800 毫升清水，开大火煮沸之后转成小火继续炖至排骨熟透，加入几片西红柿、适量香菜，最后调入适量盐即可。

此汤有祛除肝胆湿热之功。

2. 茵陈玉米须汤

具体做法：取绵茵陈和玉米须各 30 克，一同放入锅中，倒入适量清水煎汁即可，每天 1 剂，代替茶来饮用。

此汤有清热利湿之功。

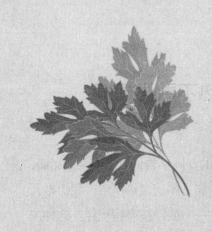

第十二章
膀胱经湿热麻烦多，疏通膀胱无湿热

循经推按膀胱经，湿热不敢再招惹

记得有一次朋友聚会，其中有个叫刘芳的女同学告诉我她经常尿赤痛，我替她做了简单的检查，发现她出现的尿赤痛是膀胱湿热所致，我给她开了中药处方，之后给她推荐了一种按摩方法——循经按摩膀胱经。这种按摩方法能够扶助膀胱正气，防止外邪入侵。

足太阳膀胱经的具体位置：足太阳膀胱经起于内眼角，上过额部，交于督脉至巅顶的百会穴。巅顶部的分支：由头顶的百会穴分出到耳上角。巅顶向后直行分支：由头顶下行至脑户穴，入颅内络脑，复返出来下行至项后的天柱穴。

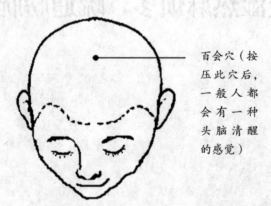

百会穴（按压此穴后，一般人都会有一种头脑清醒的感觉）

下为两分支：其一沿着肩胛内侧（大杼穴始），夹脊旁，沿着背部中线旁一寸五分，下行到腰部，入脊旁筋肉，络于肾，下属膀胱，之后从腰中分出下行，夹脊旁，通于臀部，经大腿后面，进入到腘窝内。其二，由肩胛内侧分别下行，通过肩胛，沿着背中线旁3寸下行，过臀部，经过髋关节的环跳穴，沿着大腿外侧后面下行，会在腘窝内，向下经过腓肠肌，经外踝后的昆仑穴，在足跟处折向前，经过足背外侧到足小趾外侧端到至阴穴，和足少阴肾经相连。

循经按摩足太阳膀胱经的具体操作：用掌推膀胱经，同时注意在每个膀胱经穴位上稍微进行按揉即可。每次循经按摩 3～5 遍。

最佳的按摩时间是申时，15:00～17:00，此时膀胱经当令，足太阳膀胱经最为旺盛。膀胱经掌管贮藏水液、津液，水液排出体外，津液循环于身体之中。如果膀胱有热会导致膀胱咳，咳而遗尿，此时应当注意多喝水，喝 300～500 毫升，此时是一天之中最重要的喝水时间，再加上循经按摩即可泄掉小肠注下之水，利于人体健康。

足太阳膀胱经掌管着一身之表，外邪入侵体内，本经受邪，会表现出恶寒、发热、鼻出血、鼻衄；膀胱经之脉上额交巅络脑，邪气随经上逆则头痛；膀胱经起于目眦内，下行项后，一支挟背抵腰，下行经股入奈窝，一支循下行，支奈窝后又下行，至外踝折向前，至足小趾，经气不利，就会导致目痛，项背、腰、臀部和下肢后侧疼痛，足小趾麻木不用。膀胱气化失司，就会表现出少腹胀满，小便不利，遗尿。

对于头面五官病，项、背、腰、下肢部病症和神志病，背部第一侧线的背俞穴和第二侧线相平的腧穴，和其有关的脏腑病症与有关组织器官病症。如小便不畅、遗尿、癫狂、疟疾、鼻塞多涕、头痛、背腰部和下肢后侧本经循行部位疼痛等。

最开始按摩时可以参照经络图进行循行按摩，逐渐熟悉之后即可自行按摩。坚持按摩，即可避免湿热的侵袭，对身体健康大有益处。

养成排尿好习惯，湿热自然不会扰

有句话叫"流水不腐"，从排尿的角度上说也是如此，正常排尿不但能够排出身体中的代谢产物，并且对泌尿系统也有自净的作用。不过，生活中很多人都难免会憋尿。有些人是由于工作繁忙而没有时间去排尿，有些人是由于出门到外地找不到厕所，有些人是为了配合检查而憋尿，有的人因为玩游戏、看电视入迷而憋尿……

可是你是否意识到，憋尿对身体的危害是非常大的，当膀胱累积到200毫升尿液的时候，人就会产生尿意，此时如果你不去排尿，膀胱还有储存空间，不过当尿液持续累积到 500 ~ 600 毫升的时候，膀胱就会过度膨胀，同时让控制排尿的肌肉膨胀、变得松弛。不经常排尿的人的这些肌肉能迅速恢复弹性，而经常强迫性憋尿的人的这些肌肉就会变得松弛，之后会变得容易尿频、尿失禁。

此外，憋尿还会导致尿液里面的有毒物质无法及时排出体外，诱发膀胱炎、尿道炎等泌尿系统疾病，甚至会影响到肾脏功能。

美国的一项研究证实，习惯憋尿的人患膀胱癌的可能性会比普通人高 3 ~ 5 倍，长时间憋尿还会导致膀胱中的尿液及 (或)尿中的细菌逆行到肾盂，诱发反流性肾病及（或）肾盂肾炎，时间久了，会诱发肾脏实质结构损伤，最终导致肾衰。

所以，在此提醒大家注意，一定要养成定时排尿的好习惯，产生尿意之后要及时排尿，不仅能避免膀胱受伤害，也能够避免膀胱的化正气行水功能失调，进而确保膀胱之正气不虚，有足够的精力去抵御外邪之侵袭，让身体保持在健康的状态。

千万不要拿憋尿不当回事，即使工作繁忙也要抽出时间去卫生间，在外地找不到公共卫生间时，要及时打听询问，不要不好意思，以自己的身体健康为主。

膀胱湿热怎么办，扁蓄内服加外用

膀胱是人体的排尿器官，在感受湿热之邪，或身体中有湿热下移到膀胱的时候，就会表现出尿频、尿急、尿道灼热疼痛、尿黄短少、小腹闷胀等症，有的人还会出现发热、腰痛、尿血、急性膀胱炎、急性肾盂肾炎、膀胱结石、前列腺炎等症。

扁蓄，又叫竹片菜，是一种药食两用之品，味苦，性微寒。归膀胱经。其苦降下行，通利膀胱，苦燥又可杀虫除湿止痒，常用来治疗淋痛、湿疹。所以在治疗湿热蕴结膀胱的时候经常会用到扁蓄。

去年夏天，同小区的李姐来到诊所，东张西望，我问她哪里不舒服，她就摆摆手说不着急，让我先给别人看，等到诊所里的人走的差不多的时候她就悄悄地对我说："我尿血了。"后仔细询问我才得知，李姐从事的是销售工作，每天东奔西跑的非常忙，常常没时间上厕所或者根本找不到厕所，于是就开始憋尿，但是最近几天却出现了尿急、尿痛，每次只能排出几滴尿，尿液黄的就像血一样，而且很痛。

通过她的叙述，我大概猜到了她患的是什么病了——急性膀胱炎，我给她开了些扁蓄，嘱咐她回去之后每次取 10 ～ 15 克煎汤熏洗阴部，没过多久膀胱炎就痊愈了。

扁蓄在农村是很常见的，其全草能入药，夏季采集一些晒干之后储备起来，出现急性膀胱炎的时候就能用上，不花一分钱就能治愈疾病。

除了外用之法，还可以用扁蓄来做药膳，也能治疗膀胱炎，内服加外用，治疗的效果更佳。

1. 凉拌扁蓄

具体做法：取扁蓄嫩茎叶 250 克，去杂后洗净，放到沸水锅中焯一下，多次洗净，放到盘中，调入适量精盐、味精、酱油，蒜泥、麻油，搅拌均匀即可。

此凉拌菜有利尿、清热、杀虫等功效。

2. 扁蓄粥

具体做法：取扁蓄、川萆薢各 30 克，粳米 50 克，将扁蓄和川萆薢洗净后放入锅中，倒入适量清水煎汁；粳米淘洗干净后和药汁一同放入锅中熬成稀粥，等到粥将成的时候调入适量冰糖，煮沸即可。

此粥有利湿通淋、抑菌止痒之功，能治疗淋病和霉菌性阴道炎。

膀胱炎之所以好发于女性身上，和女性特殊的生理结构有关。通常情况下，膀胱对细菌的抵御能力比较强，少量细菌入侵并不会有事，膀胱之所以会被感染，主要受自身抵抗力、入侵细菌数量、感染三个途径左右，当这三个条件的平衡被破坏的时候，就出现了感染。女性的尿道比较短，经常被临近阴道、肛门内容物感染，处在新婚期的夫妻生活，由于性爱的时候尿道口会受压导致内陷或损伤，再加上细菌由尿道口入侵膀胱，更易导致膀胱炎。

不过只要女性朋友们养成良好的生活习惯，平时多喝水、及时排尿、勤换洗内裤，每天用温开水清洗私处，特别是房事前后的清洁更加不容忽视，这样一来，尿道炎就不会找上你了。

清利膀胱湿热，少不了绿豆芽

天气逐渐变炎热之后，很多人发现自己的小便突然不怎么正常了，尿频、尿急、尿痛找上自己，正常的生活受到影响，苦恼不已。

现代医学将尿频、尿急、尿痛等一系列症状统称为尿路感染。从中医的角度上说，此病的病机是肾虚膀胱湿热，在急性期应当清利膀胱湿热，如果病情迁延而出现肾虚，清热的同时还要注意补肾培本。此病最开始和湿热有关，因此，平时要注意清利湿热，即可有效预防，绿豆芽就是不错的选择。

绿豆芽是绿豆经过浸泡后生发出的嫩芽，其可食部分是下胚轴，绿豆发芽的过程中，维生素 C 的含量会骤增，部分蛋白质会分解成人体所需的氨基酸，是绿豆原含量的 7 倍，因此绿豆芽的营养价值比绿豆高。

从中医的角度上说，绿豆芽性凉味甘，不但能清暑热、通经脉、解诸毒，还可补肾、利尿、消肿、滋阴壮阳、调五脏、美肌肤、利湿热、降血脂、软化血管等。绿豆芽入胃经和三焦经，擅长清热解毒、利尿醒酒，其祛痰火湿热的功效是非常好的。烹调绿豆芽的时候不要用太多的油，尽量保持其清淡性味。

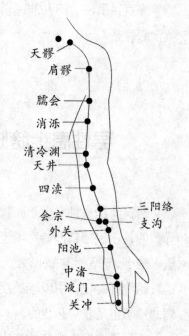

1. 清炒绿豆芽

具体做法：取绿豆芽 500 克，洗净之后沥干水分；将锅置于火上，倒入适量植物油，放入绿豆芽快速翻炒至断生，调入少许盐，翻炒均匀即可。

此菜肴有清热利湿之功，适合尿路感染属膀胱湿热的患者服食，症见小便灼热不利或尿频涩痛。

2. 绿豆芽炒海蜇

具体做法：取绿豆芽 300 克，海蜇丝 250 克，胡萝卜 50 克。胡萝卜洗净后切成细丝；绿豆芽洗净；海蜇丝放到清水中浸泡除咸味；将锅置于火上，倒入适量清水烧沸，倒入海蜇丝烫一下，之后放到冷水中过凉；胡萝卜焯烫备用；将炒锅置于火上，倒入适量植物油，油热后爆香葱、蒜，倒入绿豆芽翻炒片刻，调入少许盐、糖继续翻炒至绿豆芽变软，放入海蜇丝、胡萝卜丝继续翻炒，调入鸡精，淋几滴香油即可。

此菜肴有清暑热、通经脉、解诸毒之功，还可调五脏、美肌肤、利湿热，非常适合湿热淤滞、食少体倦、热病烦渴、大便秘结、小便不利、目赤肿痛、口鼻生疮等患者食用。

绿豆芽虽好，但并非适合所有的人食用，阳虚、脾胃虚寒、泄泻者均慎食绿豆芽。

男性患上膀胱炎，就吃金针炒丝瓜

膀胱炎是一种发生于膀胱的炎症，主要为特异性和非特异性细菌感染导致的，还包括其他特殊类型的膀胱炎。此病虽然在男性患者身上的发生概率较小，但是危害却比较大。男性患膀胱炎之后会导致血尿，影响肾功能，诱发膀胱纤维化，引发相关疾病，甚至会导致肾脏坏死、尿毒症，所以此病的预防还是非常必要的。

由于男性发生此病的概率比较小，所以男性对此病知之甚少，直至发病时才意识到膀胱炎是这么可怕，才明白要保护好自己的膀胱。

一年前我接诊过一位膀胱炎患者，他在某天早晨起床小解的时候突然发现自己的小便殷红，而且尿道涩痛，赶忙来到诊所。经过一番检查，我断定他出现的是急性膀胱炎，为心火下注小肠，移热膀胱，灼伤络脉导致的，我给他开了清热泻火、凉血止血的方剂，服药 1 剂之后尿液转成浓茶色，涩痛减轻，连服 3 剂之后小便正常，又继续服用 2 剂后，我便让患者停药，每天吃金针炒丝瓜预防膀胱炎的复发。

具体做法：取丝瓜 500 克，金针菇 100 克；丝瓜洗净之后去皮、切条；金针菇切除根部后洗净；葱、姜洗净之后切碎；将锅置于火上，倒入适量植物油，油热后，放入葱、姜爆香，之后放入丝瓜大火炒熟，放入金针菇、盐翻炒均匀，淋入淀粉勾芡即可。

此菜肴之中的丝瓜性凉、味甘，有清热凉血、化痰解毒之功；金针菇有非常好的药用、食疗之功，能预防男性前列腺疾病。将丝瓜和金针菇同炒，即可清热利尿、消炎通淋，非常适合膀胱湿热属热淋型，小便短数，尿道灼痛，尿黄，少腹胀痛，口干多饮的患者。

膀胱炎属中医"淋证"的范畴，淋证的病位在肾和膀胱，并且和肝脾有着密切关系。淋证有虚实之分，实证多在膀胱和肝，虚证多在肾和脾；通常情况下，初病多实，久病多虚，体弱和久病者可虚实并见。治疗的过程中应当注意，实则清利，虚则补益。

对于膀胱炎患者来说，药物治疗虽然很重要，但是日常饮食的调养更重要，应当分清虚实之后辨证用药、用食。如果湿热导致的膀胱炎多发，可服用甘蔗藕汁饮。

具体做法：取甘蔗、藕各 500 克，洗净之后去皮，切成小块，放到榨汁机中榨汁即可。

此汁之中的甘蔗有清热解毒、生津止咳、和胃止呕、滋阴润燥等功效；鲜藕生用能清热生津、凉血止血。二者搭配可清热通淋，凉血止血，适合小便短数、热涩刺痛、尿色深红的膀胱炎患者饮用。

除了食疗调养之外，患者还要注意多喝水，及时排尿，千万不能憋尿，做好个人卫生，勤换洗内衣裤，性生活前后彻底清洗局部，性生活结束之后立刻排净膀胱尿液。治疗期间不能自行用药或停药，应当严遵医嘱，防止病情反复。

小便短赤，没事喝点荸荠汤

现代人在各种压力的作用下和高强度的忙碌生活中，很容易出现上火，而上火引发的一系列症状也便应运而生。现代人从身体到心理，从头到脚，无处不在承受着火的"烤炙"。

曾经有位患者来诊所看病，他告诉我，别人上火都是头晕，口舌起疱，牙痛等，火都表现在头部，但是他却不一样，一上火就会小便短赤，着实让人烦恼。

我对他做了一番调查和检查，在与他的谈话中我得知，他平时只要吃了辛辣刺激的食物或者是抽烟喝酒什么的，小便就会变得又黄又红的，尿量也变少，尿道之中有轻微的热辣感，曾经到大医院里做过检查，但是并未发现什么器质性损伤，说是尿路有炎症，医生建议他服用一些消炎药，但是他从心底里对这种"治标不治本"的药物有抵触，想要吃一些中药来消炎。

从他的症状上看，他之所以出现小便短赤、尿道热辣症状主要为湿热下注于膀胱导致的。我给他开了个以车前为主药的方剂，之后嘱咐他回去之后买些荸荠来熬汤，对于他所出现的症状有很好的改善作用。

荸荠汤的具体做法：取荸荠 10 ～ 20 颗，洗净之后去皮；锅中倒入适量清水煮沸，放入荸荠，之后转成小火继续熬煮 10 分钟左右，根据自己的口味调入少许冰糖，每天服 1 剂，可以分次服下。

荸荠生长在水里，是一种寒性食物，味甜多汁，清脆可口，有清热泻火之功。从中医的角度上说，荸荠不仅可以生津止渴，还可以凉血化湿、解毒消肿、通淋利尿，能治疗、改善小便赤热、短少之症。临床上也经常用荸荠煎汤来治疗尿路感染导致的小便淋漓、涩痛。

荸荠的烹调方法有很多种，可以炒食，也可以将其剁碎后制成饼，做成馅料等。接下来再给大家推荐两款荸荠膳食。

1. 荸荠雪梨银耳羹

具体做法：取荸荠 10 个，雪梨 1 个，干银耳 1 朵，冰糖、枸杞各适量。将干银耳放到清水中浸泡；砂锅内倒入适量清水煮沸，之后放入洗净、撕成小朵的银耳煮沸，开小火炖煮半小时；荸荠洗净后去皮，切成块状；银耳煮熟后放入荸荠继续煮 10 分钟，放入雪梨块，放入冰糖煮 5 分钟，撒入少量枸杞，煮沸即可。

此药膳有清除痰湿，养肺，清除肺热，凉血，生津止渴等功效。

2. 木耳百合炒荸荠

具体做法：取干木耳、干百合各 10 克，泡发之后洗净；荸荠 10～20 颗洗净，每颗切成 3～5 片备用；将锅置于火上，倒入适量植物油，油热后放入葱、姜、蒜末炒香后放入荸荠、木耳、百合一同翻炒 3～5 分钟，调入少许盐即可。

但是提醒大家注意一点，荸荠性寒，脾胃虚寒、消化能力弱、大便溏泻、血瘀者均不宜吃荸荠；荸荠生长在泥里，不管是外皮还是内部都可能存在细菌、寄生虫等，因此吃荸荠的时候一定要将皮去掉，也最好不要生吃荸荠，洗净煮透之后再吃才是最安全的。

小便不利不用愁，常喝冬瓜粥

小便不利，证名。主要指小便量减少、排尿困难、小便完全闭塞不通。出自《伤寒论·辨太阳病脉证并治》。

一般情况下，我们不会去关注自己的排尿状况，只是认为天气热的时候排汗量大，尿液自然会变少；天气冷的时候排汗量少，尿液自然多；喝水多的时候排尿就多，喝水少的时候排尿就少。可是你知道吗？夏天排尿量减少并不一定是正常的，它很可能预示着你的体内隐藏着某种疾病。

一般来说，成年人每天的尿量不应低于 1500 毫升，尿量过少，很可能是身体上的其他疾病导致的。

前段时间，有位女士因排尿问题找到了我，她告诉我，自己是一名超市的导购人员，由于工作的特殊性，去厕所并不是很方便，于是她每天减少自己的饮水量，只有上班前和下班的时候才去厕所。当时正值暑热，多喝水是很正常的，她也忍不住多喝了点水，但是有时候超市的顾客很多，根本没时间去厕所，就一直憋着、忍着，等到了厕所之后老是觉得自己没排净尿液，过不了多久就会再想去厕所，可每次就只排一点点尿液。

我告诉她，之所以会出现上述症状，和她长期以来的饮水量少、排尿少有很大关系，湿热滞留在脏腑之中，再加上长时间憋尿，最终导致不完全性尿潴留，就是说部分尿液潴留在膀胱里面无法排出。我给她开了个内服方，嘱咐她回去之后按方服药，辅助食疗方——冬瓜粥。

具体做法：冬瓜、粳米各 100 克，冬瓜洗净之后带皮切成小块；粳米淘洗干净之后和冬瓜一同放到砂锅内，倒入适量清水，开大火煮沸之后转成小火继续炖煮到瓜烂米熟即可。

冬瓜味甘性寒，有清热生津，利尿抗衰之功，非常适合肥胖、水肿的患者食用。夏季时多吃些冬瓜，不但能解渴消暑、利尿，还能避免生疔疮。

炎热的夏季，湿热很容易蕴结在脏腑之中，诱发小便不利，表现出尿少、排尿困难，甚至小便完全闭塞不通。所以，尿量过少的时候一定要提高警惕，及时到医院做检查，看看自己是不是患上了尿潴留。如果觉得小腹胀痛、排尿不畅，而且小便量少、混浊、短赤、灼热，也可服食冬瓜粥。

但是最重要的还是排尿习惯的养成，无论你多忙，都应当抽出时间去喝水、排尿，而不是憋尿，长时间憋尿很容易诱发膀胱炎、尿道炎等泌尿系统疾病，甚至会影响到肾脏功能，为了你的膀胱和肾脏健康，请不要憋尿。

患上淋浊怎么办，就喝加味白茅根茶

淋浊中的"淋"指小便滴沥涩痛；"浊"指小便混浊不清。淋和浊，古分五淋二浊。淋浊是膀胱湿热而致的病症，应当从膀胱辨证施治，清除膀胱湿热。

《金匮要略·消渴小便不利淋病脉证并治》上面试这样描述淋证的："淋

之为病，小便如粟状，小腹弦急，痛引脐中。"《诸病源候论·淋病诸候》上提到："诸淋者，由肾虚而膀胱热故也。"由此我们不难看出，淋浊为膀胱湿热诱发的病证，应当从膀胱上来治病。对于淋浊的防治，我通常会为患者推荐加味白茅根茶。

加味白茅根茶的具体做法：白茅根 30 克，冬葵子 15 克，将白茅根和冬葵子一同放到砂锅中，倒入适量清水，煎煮至水剩下一半的时候，取其汁代替茶来饮用，每天 1 剂。

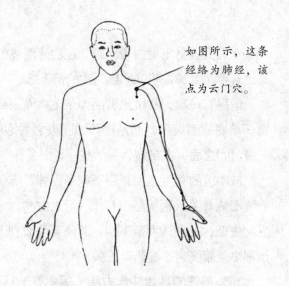

如图所示，这条经络为肺经，该点为云门穴。

此方之中的白茅根性寒，味甘，归肺经、胃经和小肠经，有清热利尿、凉血止血之功，能够治疗急性肾炎、急性肾盂肾炎、膀胱炎、尿道炎等泌尿系统感染性疾病。冬葵子味甘苦，性微寒，无毒，归大小肠经和膀胱经，质滑，通关格，利小便，消水肿。二者搭配，即可清热利尿、消炎、消肿，防治膀胱湿热，能够很好地预防淋浊，特别是某些疾病，如急性肾炎、急性肾盂肾炎、膀胱炎、尿道炎等泌尿系感染性疾病患者均可选择此药膳方。

湿热带下扰人烦，蒲公英茶能止带

女人很容易出现白带问题，在治疗湿热的时候应当从清除体内多余的湿热着手，尤其是膀胱湿热而致的带下病。

记得有一次，有位患者因为带下病而来到我的诊所看病，我并没有给她开常规的消炎药，而是推荐她回去之后泡些蒲公英茶来喝，经常饮用，一段时间之后，白带症状果然减轻了很多。

从中医的角度上说，带下病多因脾肾虚弱而致，湿热下注到下焦，和膀胱湿热有关。膀胱湿热有化气行水之功，一旦膀胱湿热或膀胱化气行水之功失调，就会诱发带下病。蒲公英为清利下焦湿热之佳品，因此可以防治湿热型膀胱病、湿热带下病。

蒲公英茶的具体冲泡方法：蒲公英干品 30 克，将蒲公英放到干净的砂锅内，倒入 3000 毫升的清水，煎煮至水剩一半时，代替茶来饮用，每天 1 剂。

有报道认为蒲公英可以治疗急性乳腺炎、淋巴结炎、瘰疬、疔毒疮肿、急性结膜炎、感冒发热、急性扁桃体炎、急性支气管炎、胃炎、肝炎、胆囊炎、尿路感染等。临床上，经常用蒲公英来防治下焦诸多湿热病。特别是膀胱湿热而致的带下病。到了春夏季节，蒲公英很容易找到，可以直接到野外采摘来用，也可以晒干之后备用。

清膀胱湿热，就用车前草

车前草味甘，性寒，归肝经，肾经和膀胱经，有养肝益肾、清热凉血、利尿解毒等功效，能够有效通利下焦，其排湿效果非常好。能治疗牙痛、黄疸、热痢、腹泻、尿血、女性白带异常等疾病。

如果你被湿热困扰着，可以在夏季时采摘一些新鲜的车前草来食用，没有时间采摘的话可以直接到药店买些干品车前草，用其熬汤、煮粥、泡茶都是非常不错的。喜欢喝茶的人可以每天取 10 克左右的干车前草和 3 克绿茶，一同放到大茶杯内，倒入适量沸水冲泡。不喜欢喝茶的人直接将车前草放到茶杯内冲泡也是可以的。

但是在此提醒大家注意一点，野外采集的车前草一定要清洗干净，可以将其放到淘米水中浸泡 10 分钟左右，之后彻底清洗，炒前最好放到沸水中烫一下，进而除污消毒。

不仅车前草能食用，车前草的种子也是非常好的中药，而且功效更佳，也可以用车前草子来熬粥、泡茶、制酱，也能够有效清除身体中的湿热。

接下来为大家介绍几款能够有效清除膀胱湿热的车前草粥：

1. 车前蛋花汤

具体做法：取鲜品车前草 50 克，鸡蛋 1 ～ 2 个，枸杞子 5 ～ 10 颗，盐、食用油各适量。将车前草洗净之后放到沸水中焯一下，捞出切碎；鸡蛋打入碗内搅匀，锅中倒入适量的食用油，烧热后倒入 500 毫升清水，开大火烧沸，放入车前草、枸杞子，等到车前草的颜色加深时淋上蛋液，关火静置 1 分钟，调入适量盐搅匀即可。每天吃 1 次。

此汤有清热利尿，凉血，解毒。主热结膀胱，小便不利，淋浊带下，暑湿泻痢，衄血，尿血，肝热目赤，咽喉肿痛，痈肿疮毒等症。

2. 车前竹叶甘草汤

具体做法：取车前叶 100 克，淡竹叶 12 克，甘草 10 克，冰糖适量。将车前叶、淡竹叶、甘草洗净之后一同放到锅内，倒入适量清水煎汁，去渣取汁 1 大碗，调入冰糖，放到砂锅里稍炖即可。代茶饮用。每天 1 剂，连用 7～10 天为 1 疗程。

此汤中的淡竹叶性味甘淡，微寒。下可导小肠、膀胱之湿热外出，上能清心经之火、除烦，因而能利尿通淋、清心除烦。

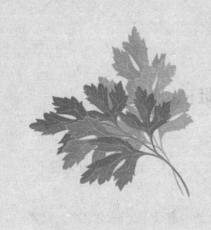

第十三章
认识湿热，不要让它损害你的健康

湿热易生，却难祛除

中医认为，风、寒、暑、湿、燥、火六邪之中，最难缠的就是湿邪，而且有云："千寒易除，一湿难去。"

的确，我们可以回想下，无论我们在生活中遭受了怎样的寒冷，只要不是致命的，都能够通过一定的调理祛除。但是湿邪就不一样了，湿邪的产生和人体脏腑功能之衰败有着很大的关系，而脾胃虚弱是湿产生的根本原因，不积极调理脾胃功能，湿就会传入五脏六腑之中，进而形成上、中、下三焦全都出现湿热的局面，而且会通过十二经脉绵延至全身。这就是为什么一旦被湿热找上就会从头到脚、从里到外表现出各种症状。

此外，湿邪不仅仅是由内在脾胃虚弱导致的，环境中的湿邪也会在不经意间入侵人的身体之中，特别是梅雨季节，周围的环境异常潮湿，稍不注意，湿邪就会入侵到人体内，和身体中的内湿互相"勾结"，使得人体内外生湿，严重危害着人体健康。

湿经常会和其他邪气勾结在一起危害人体健康，比如，遇到热的时候就会形成湿热，遇到风的时候就会形成风湿，遇到寒的时候就会形成寒湿等，对人的身心健康产生巨大的威胁。

所以，生活中一定要重视湿热，懂得如何去预防湿热困扰身体，将疾病扼杀在源头，特别是某些重大疾病。

南方的湿气较重，所以在南方长大的人喜欢吃辣椒，而辣椒有助于人体湿气的散发。而北方的空气比较干燥，如果你是体内有湿者，也可以通过吃少量的辣椒祛除身体内的湿热，但不宜吃太多，否则易上火。

不除湿热，当心你的形象受损

中医认为，湿热为头发、面部油腻，痘痘"丛生"，酒糟鼻，身材走形等形象问题的根源，不采取适当的方法将体内的湿热清除出去，你的形象将会"大打折扣"。

虽然说"人不可貌相"，可是现在"以貌取人"的并不在少数。找工作要面试；谈恋爱讲究"眼缘"，说白了还是容貌问题；出门时要打扮；女人要减肥；男人要健身……由此可见，容貌还是很重要的。

如果你一出门就邋里邋遢，面色如垢，满脸的痘痘和色斑，谁会愿意和你相处？恋爱的对象又怎么敢献上"深情一吻"？再说一下女人热衷的减肥，实际上很多人出现的"水桶腰"和"啤酒肚"都是湿热导致的，而并非是天生的体质。

从中医的角度上说，湿热内蒸是导致头发、面部油腻、面色如灰、长痘痘、长痤疮、酒糟鼻、毛孔粗大、长色斑的主要原因。

湿热导致的形象问题仅仅依靠化妆品和减肥药是行不通的，不仅效果不好，而且还可能会对身体产生巨大的毒副作用。所以，一定要通过服食具有祛除湿热之功的食物或药物来调理身体，也可以在医生或专业人员的指导下通过拔罐、按摩等方法来排出身体中的湿热。

现代人的工作繁忙，很多人因为一个"忙"字而忽视了自己的身体健康，只要身体没出现器质性的病变就不会放在心上，身体是否有湿热之毒估计连想都不会想，这种观念是不正确的。湿热虽然不会引起明显的病变和疼痛，但它属于瘟病的一种，会一直潜藏、蓄积在身体之中，为多种重大疾病的发生埋下隐患。

所谓温病就是指身体的温度上升，不怕寒冷，主要为外感急性热病导致的，医学上按照是否兼有湿气将温病分成温热和湿热两大类。因此，湿热也是瘟病的一种。

湿热主要为饮食不当，使得湿气和热相遇，"勾结"在一起导致的，夏季暑湿入侵身体，同样会导致身体中有湿热，或者形成湿热体质。湿热病变以脾胃为中心，其起病、扩散的过程都是比较缓慢的，可这并不意味着我们就可以不重视它，因为它的病势非常缠绵，易患却不易治。

湿热之气蓄积在身体之中，时间久了就会出现四肢无力、浑身发懒、精神不振、胃口差、头晕等症、损害人的形象，还会导致失眠，口干、口臭、口腔溃疡、自汗、盗汗、便秘、小便短赤，甚至会导致肋痛、腹痛、泻痢、咳嗽、湿疹、腰痛、脚气、黄疸、肾炎、肠炎、膀胱炎、淋浊，以及男性遗精、阳痿，女性白带异常、妇科炎症等。

由此可见，湿热诱发的临床症状是多种多样的，我们应当做好湿热的预防工作，及早发现、清除身体中的湿热，以免湿热在身体中蔓延泛滥，等到疾病缠身的时候再想祛除湿热可就难上加难了。

可以在医生的指导下服用中药方剂祛除身体中的湿热，如小承气汤、白虎汤等，也可以适当吃些能够祛除体内湿热的药膳方，如薏苡仁山药粥。千万不能盲目用药或进补，否则可能会加重病情，诱发严重后果。

湿热袭身，引发"假期综合征"

从中医的角度上说，不管是哪种原因导致的湿热，都会导致身体脏腑和脑部功能减弱，进而影响到人的精气神，整个人看起来不健康，一副低迷之象。

现代人的生活还是比较安逸的，多数人从事的都是室内工作，需要付出的劳动不多，而且每天工作 8 小时，周六日都有休息，可就是在这样的情况下却出现了新的问题。

很多上班族都有这样的体会，忙碌了五天之后终于盼到了周六日，却没想到经过两天的休息之后并没有变得精神头十足，而是无精打采，四肢无力，没有胃口等，这就是我们平时所说的"假期综合征"。

多数人并不将此放在心上，在他们看来，这不过是休息不当导致的，实际上，上述表现很可能预示着你的体内已经有了湿热。

上班族的节假日和以往最大的不同就是生活规律被打乱，睡懒觉、不吃早餐、熬夜、大量的室外运动等，充分地放纵自己，将自己上班时养成的规律生活打乱。很多聚餐也会安排在周六日，吃着烧烤、喝着冰镇啤酒，或者干脆一整天陪朋友边逛街边吃路边摊……

作息规律被打乱，身体过度劳累，抵抗力降低，湿热之毒乘虚而入，特别是那些夜生活丰富的人，经常熬到半夜还会使他们出现阴虚，虚火内生，若此时和身体中的湿气勾结在一起，就会诱发湿热，蓄积在身体之中。并且节假日期间由于饮食的繁杂，过多摄入肉类、辛辣、甜腻制品和酒水等，大大加重脾胃负担，增加出现湿热的概率。

湿热蓄积在脾胃内，脾胃的负担会增加，不能正常地消化食物，吃饭的时候自然没有胃口。而且，中医认为脾主四肢，一旦湿热困脾，脾的功能就会变弱，表现出四肢无力、浑身发懒。

心主神明，当湿热之气循经上升到头和心脏时，蒙包在心，人就会表现出没有精神；湿热上蒸到头部，影响脑部功能的时候，就会表现出头晕。只要作息的时间不规律，饮食上没有节制，就会出现上述症状，精神状态大受影响。

在潮湿炎热的夏季，还没到中午多数人就已经昏昏欲睡，一直到下午四五点钟这种感觉才逐渐消失，人们称这种现象为"夏打盹"，主要是由于外界湿热入侵体内，脏腑组织功能下降导致的。

由此我们不难看出，不管是外界湿热，还是生活上没有规律、饮食不洁等，都会导致湿热，一旦湿热缠身，人的精气神就会受到影响，整个人看上去不精神。只有及时将身体中的湿热清除出去，人才能更有精神，精力才会充沛。

湿热侵扰，当心痤疮找上来

很多人都被痤疮困扰着，本来白白净净的一张脸，却总是时不时冒出几颗又红又肿的痘痘，用化妆品遮盖吗？不行，过几天痤疮会更加严重。外用药膏吗？不行，可能内含激素……尝试的方法不少，但是见效的却少之又少，主要是因为你没有对"症"祛痤疮，你的痤疮很可能是湿热导致的：

1.湿热蕴结致痤疮

现代人的口味越来越重，饮食上没有节制，吃大量的肥甘厚味、辛辣之品，久而久之，脾失健运，最终化成热积聚于毛孔，热滞外壅肌肤，导致痤疮。长期居住在湿热的环境中，或身体受湿热之邪侵袭，就会聚积形成痤疮。出汗时，毛孔处于打开状态，容易受湿邪之侵袭，聚在身体局部，形成痤疮。多为丘疹型、脓疱型痤疮，表现出红色丘疹、脓丘疹。痤疮红肿、发痒，而且常常伴随着消化不良、腹胀等。湿热蕴结型痤疮通常长在鼻头、鼻翼两侧、颈部、肩胛部、后背上部。

湿热蕴结型痤疮患者日常要注意多吃有清热、利湿之功的食物，如玉米、薏苡仁、小麦、小米、绿豆、苦瓜、冬瓜、空心菜、金针菜等。平时可以为自己做些绿豆汤、小米粥、赤豆薏苡仁粥、金针冬瓜汤、葡萄干粳米粥、扁豆鸡肉饺子等，少吃生冷、油腻、肥甘、辛辣之品，戒烟限酒，茶、咖啡也要少喝。

2.肠胃积热型痤疮

常吃热性食物，或喜食辛辣、油炸之品，或感受湿热之邪，胃腑、肠道内易积热邪。热毒上涌，熏蒸在颜面就会导致痤疮。主要表现为脓疱型痤疮，其特点为：颜色鲜红，数量密集。并且还会伴随着口渴、咽干咽痛、消化不良、口臭、便秘等问题。肠胃积热型痤疮通常发生在鼻头、鼻翼两侧、唇周、三角区周围。

肠胃积热型痤疮患者应当吃些有清热去火、滋阴润燥的食物，如绿豆粥、莲子汤、梨汤、橘皮茶。早餐搭配一杯牛奶、豆浆或酸奶，能够调补肠胃气血，促进肠蠕动。生菜、芥菜、芹菜等新鲜蔬菜可以配合早餐的主食来吃，青菜洗净后整食即可，吃的时候注意细嚼慢咽。此类痤疮患者还可以将生梨放到榨汁机中榨成梨汁，调入适量蜂蜜，调匀之后倒入锅内，开文火熬制成膏状即可，每天吃上一勺。

还要注意多喝水，适当饮茶，不仅能解毒、降火，还能预防衰老，铁观音、绿茶的效果最佳。小茴香、八角、花椒、胡椒、桂皮、五香粉等调料易加重胃火、消耗肠道水分，所以要少食。

3. 肺经风热型痤疮

肺主皮毛，一旦肺气虚不固，热邪就会乘机侵犯人体，循经到肺部，让肺脏、肺经血热淤滞，热蕴在肌肤就会表现出痤疮。多见于粉刺、丘疹型痤疮，是各类痤疮类型的中较轻的一类。主要表现包括：黑头粉刺、白头粉刺、红色丘疹，红色丘疹米粒到绿豆大小不等，粉刺发热、发痒，或有脓疱，很多时候面部潮红。而且伴随着口干咽干、便秘等现象。肺经风热型痤疮主要发生在额头、脸颊。

有肺经风热型痤疮者可以吃些滋阴润肺、清热去燥之品，如白菜、百合、荸荠、莲子、梨、银耳、冬瓜、柠檬、芹菜、红薯、豆制品等。枇杷膏为润肺养颜之佳品，每天吃上三四次，每次吃1汤匙即可。日常烹饪应当遵循"无糖少油"的原则，能有效预防痤疮。盛夏时节最好吃些凉拌菜，不过注意不能放生葱、生蒜、辣椒，油腻、热量的沙拉酱也最好别放，适当调些盐、醋、香油就可以了。

湿热内蕴，女性是最大的"受害者"

女性到了一定年纪之后，白带就会突然增多，而且还会表现出各式各样的问题来，几乎每个女性都受到过白带问题的困扰，治吧不能根治，不治吧又不舒服。

前段时间朋友聚会的时候，程欢突然凑到我面前，低声问道："你能不能帮我调理调理白带啊？"原来，程欢已经受白带问题困扰很多年了，白带多、发黄，身觉疲倦，不愿意动弹，用过抗生素，可总是一阵好一阵坏的。经过一番检查，我断定她出现的症状是脾湿热导致的，当然了，白带过多也不一定全是脾寒或脾湿或某个脏腑出了问题。有时可能为两个脏腑夹杂或寒极生热、热极生寒引发的。

我嘱咐她回去之后少吃或不吃冷饮，搭配食疗，同时给她开了些祛除脾湿热的药物。还嘱咐她要注意自己的穿着问题，夏季最好穿棉质的、吸汗裙装，而不要穿厚重的牛仔裤，尤其是在大暑、立秋、处暑、白露这四个节气，特别是长夏，湿气重，更要注意。夏季湿热，即使待在空调房中也是在封闭的环境里面工作。夏天正常的发汗有益于新陈代谢过程的顺利进行。我们身体上的毛孔就好像鼻子一样，通过呼吸来透气，特别对于湿痒白带的女性来说，更要多关注这方面。

湿邪的主要特点包括：重浊、黏腻，因此身重。湿会化热，也可化寒，夏季多化热，因此会皮肤瘙痒。湿热内蕴多病势缠绵难愈，拖两三个月都是很常见的。此类患者会由于湿瘀热郁过久而出现黄疸，脾主四肢，因此，此类型患者多目黄、身黄、小便黄，如同黄瓜那样。湿热气蒸如果并存肝木相克，脾脏则无法运化水谷，诱发胃胁胀满不适。

湿热内蕴是由脾气虚的基本证型发展来的，不仅会引发胃胁胀满、不思饮食、黄疸等症，还可能导致十二指肠溃疡。

十二指肠的主要作用是进一步消化胃内的食糜，进而吸收营养物质，食物进入十二指肠后，体内就会释放出激素，抑制胃排空，让小肠有足够的时间消化食物，因此，中医上提到的脾包括十二指肠。吃下大量的油、水会增加十二指肠负担，诱发湿热内蕴。

20～50岁的女性患十二指肠溃疡的概率比男性大。因为处在这个年龄阶段的女性爱运动、常聚餐，爱喝冰饮，多湿热内蕴，增加了患十二指肠溃疡的概率。

湿热内蕴，脾失调和，就会觉得没有食欲。患者的口唇、唇边多呈微黄色，有黏腻感，舌苔黄腻，脉象软数。

若皮肤瘙痒难耐，而又无明显红肿热痛，而且并非吃类固醇、罐头、喷洒农药的果蔬导致的，一般是脾气虚或脾湿热所致，患者可多吃些糙米饭、山药、芡实、薏苡仁等，坚持吃上一段时间症状即可得到改善。湿热内蕴证的女性夏季不可贪凉，尽量不要穿尼龙内裤、牛仔裤，也不要吃太多的油腻和重口味食物，忌甜腻、油炸之品；忌饮酒，冰饮。

祛除湿热的方剂：茵陈、茯苓、猪苓各9克，白术、泽泻各6克，桂枝3克。此方能入膀胱经，治疗湿热发黄、便秘烦渴。此方中的猪苓、茯苓甘淡入肺，通膀胱，是君药；泽泻甘咸入肾、膀胱经，有利水之功，是臣药；白术苦温，有健脾祛湿之功，是佐药；肉桂辛热是使药，可引入膀胱，化其气，让湿热之邪通过小便排出体外；茵陈能开郁、清除体内的湿热。

下面为此类患者推荐一个脚底按摩方法：

首先，按摩输尿管区，将尿素、尿酸排出体外，双脚分别按摩10分钟；其次，按压脾区和胃区各20分钟，最后加强小肠区、大肠区、肝区、胆区按摩，分别按摩5～10分钟。连续按摩一段时间之后，你就会觉得身体轻松很多。

久湿生热，祛湿则"火"不扰

淋雨的经历谁都有过，湿着头发睡觉的人也是不少的，不过年轻人嘛，别说忘记带伞淋了雨，在雨中与情侣散步都是常事。淋雨之后，有心的会用干毛巾擦两下，无心的就让湿衣服待在身上，更觉得凉爽惬意。

家里如果有爷爷奶奶的话，他们一定不会允许你这样做，他们会让你脱掉湿漉漉的衣服，吹干头发，还会给你熬上一碗姜汤。女孩儿晚上洗头，老人更会催促着吹干头发再去睡觉。如果你因为好奇而问他们为什么要这么做，他们也说不出个所以然来，但只知道一直以来他们自己就是这么做的，他们的祖辈、父辈就是这么告诉他们的。那么我就给大家解释一下老人们为什么让我这么做。

吴鞠通的《湿热条辨》上有记载"湿久生热，热必伤阴，古称湿火者是也"，由此可见，湿邪为导致身体上火的原因之一。处在气候潮湿之处的人常常会上火，主要是湿邪侵犯导致的。湿即身体中的水分太多，不能排出，水湿停留于体内的时间久了，就会变得黏腻，化热内蕴，湿和热并存的时候，人就会表现出上火症状，发热、咽痛、食欲下降、胸闷、脘腹痞满等，有的人还会表现出关节肿痛症状。上班族想要避免上火，首先要注意躲避湿邪。

进入夏秋季节，身体很容易被湿热找上，因为长夏主湿，此时，夏季的暑热尚未退去，天气多阴雨，变得潮湿而闷热，身体会受到湿、热的双重侵袭，导致脾胃受损，脾主运化水湿，脾胃虚弱的时候，水湿代谢就会出问题，导致水湿内停严重，在这种恶性循环下，体内的湿火会变得越来越大，诱发多种疾病。

那么我们怎么判断自己的体内是否有湿呢？可以根据自身感受进行判

断，每天早晨起床之后体会一下自己的感觉，如果觉得非常疲劳，没有精神，那么身体内肯定有湿邪。有的人虽然一整天待在家里，但是睡醒一觉之后仍然觉得小腿发酸、发沉，浑身懒洋洋的，不想动弹，这通常是身体中有湿热导致的。还可以感受一下自己的大便，如果大便经常排不净，不成形，也为湿邪导致的。刷牙的时候如果觉得恶心，口内黏腻，说明你的身体中有湿，之后对照着镜子看看自己的舌苔，若舌苔厚而黄腻，说明体内有湿热。出现上述情况的时候，说明身体中的湿邪已经比较严重的了，应当及时祛湿，如此才可避免上火，若你觉得症状似是而非，不容易判断，可以去咨询医师。

湿邪侵袭身体之后会很难祛除，首先要注意避开湿的食物和环境，因为人体内的湿热多和身体所处的环境有关，在潮湿阴冷的环境内，湿气容易侵袭体内；淋雨、湿发睡觉，也容易受湿邪所扰，怕湿气的人要注意避免穿潮湿的衣服，保持室内通风干燥。辛辣刺激之品、海鲜、油腻之品都能助痰，经常食用会削弱脾功能，导致湿热更甚，因此，上班族一定要少吃此类食物，尽量吃一些清淡的食物。多吃新鲜果蔬，以及薏苡仁、红豆、山药等有健脾祛湿之功的食物。脾胃功能增强了，水湿自然就能被顺利代谢出去。

为了将身体中的湿气排出体外，提醒办公室一族一定要抽出时间去运动，因为运动能发汗，直接将身体中的湿气驱除出去，很多湿气较重的人常常会疲倦无力，懒得运动，而越是不运动体内的湿气淤积得就越多，时间久了，湿气就会侵入内脏，诱发各类疾病。

如何判断自己的身体是否受湿热困扰

在前面已经提到，湿热的起病、扩散都是比较缓慢的，刚开始发病时很难被人们发现，所以也就很难引起人们的重视。那么要如何判断自己的身体是否正在受湿热困扰呢？下面这15道测试题中，如果你已经出现了其中的8～9种症状，说明你的身体正在受湿热的折磨。

1. 头发仅仅1～2天没洗就变得油腻腻的，而且有头屑，到了不洗就不能出门的地步。

2. 面色暗黄，就好像蒙了一层灰，怎么洗都洗不干净，而且非常油腻，整张脸泛着油光，特别是"T"字区，用手一摸就会沾得满手都是油。

3. 皮肤经常被痤疮困扰着，主要出现的是化脓性皮肤炎症，已经过了青春期却还是长痘痘，特别是熬夜或过食辛辣刺激食物之后。

4. 眼睛内常常布满血丝，而且经常眼疲劳、酸痛，或视力衰退。

5. 经常觉得口干口苦却不想喝水，喝下去就会肚子胀。口臭、有异味、反酸。

6. 不抽烟、不喝酒，每天早晚都会刷牙，可牙齿仍然发黄、无光泽，牙龈呈红色，口唇偏红。

7. 爱出汗，而且汗味非常重，体味大。

8. 经常觉得身体发热，皮肤发烫，特别是手脚心爱出汗，而体温测量的结果却是正常的。

9. 对湿重、高湿或湿热的环境非常敏感，甚至无法适应，特别是夏末秋初这样的湿热季节。

10. 大便燥结或黏滞不爽，经常有排不净的感觉，大便会黏在马桶上冲不下去。小便短，颜色深，而且异味很大。

11. 常常觉得身体发沉，四肢无力，睡眠的时间很充足，可却仍然昏昏欲睡，没精神，甚至头晕等。

12. 经常呼吸费力或气力不足，或有缺氧，喘不上气的感觉，胸口就好像压了块大石头，非常难受。

13. 经常心烦意乱，一睡觉就会胡思乱想，经常为了小事而失眠，或者睡眠质量差，或者突然无缘无故就醒来了。

14. 食欲下降，即使非常饿也是稍微吃点东西就饱了，没有胃口，易反胃、恶心。

15. 性格急躁，易紧张、压抑、焦虑、动怒，甚至出言不逊等。

清淡饮食，防治湿热的首要原则

从中医的角度上说，过食油腻、辛辣刺激、腥膻发物、肥甘之品容易滋生、加重身体中的湿热，清淡饮食却能够有效避免湿热。

现代人所生的疾病当中，如高血压、糖尿病、高血脂、高血糖，再加上本书所介绍的湿热等，都是人们吃出来的，正应了那句古话"病从口入"。

人在吃了不干净、过期、变质、有毒的食物之后会生病，然而这不过是一方面，很多人所患的慢性疾病都和饮食上的大鱼大肉、辛辣刺激有着密切的关系。所以，想要避免暑湿产生，应当做到营养均衡，清淡饮食。接下来就详细地给大家介绍一下具体应该怎么做：

1. 饮食不能油腻

不能过多食用动物性食品，健康的成年人每天脂肪的摄入量是 40 克，换算成油是 20 克，换算成瘦肉是 70 ～ 80 克，各类肉类均可食用。中老年人的消化功能和新陈代谢能力相对较弱，需要适当减少脂肪的摄入量，最佳摄入量是 20 ～ 30 克，摄入的肉类应当以鱼类、蛋类、兔肉为主。少吃或不吃烟熏、油炸食品。

2. 多吃豆类和蔬菜

平时多吃黄豆、红豆等豆类，以及芹菜、苦菊、菠菜等绿色蔬菜，这些蔬菜之中含有丰富的植物蛋白、铁质。只有做到荤素搭配、营养均衡、清淡，才是科学而健康的饮食。现代医学和营养学研究表明，营养均衡、全面的饮食才是健康的。

3. 口味要清淡

现在很多人喜欢吃"重口味"的菜肴和食物，实际上这种饮食习惯是不健康的。饮食上还要少油少盐，不能吃得太咸。因为从中医的角度上说，咸会伤肾，一旦肾受伤，身体中的元阴和元阳就会失调。辛辣刺激之品也应当限制食用，虽然此类食物能够刺激人的味觉，提升人的食欲，但长期或过量食用会刺激脾胃。脾胃受伤之后，其消化、运化功能就会下降，水湿停滞在身体内就会形成湿热，或在脾胃之中直接变成湿热，同时向其他脏腑组织蔓延，最终形成湿热体质。

从五行理论的角度上说，酸入肝，但是酸味太过反而对身体健康不利，肝胆是容易受湿热侵袭的脏腑，所以酸味也要适量摄入。甘入脾，苦入心，但是甘过会伤脾，苦过会伤心，因此，不能过食甘味和苦味食品。

适当运动，让湿热更快排出体外

现代人，尤其是年轻一辈，一天到晚坐在办公室上班，回到家之后不是看电视就是玩手机，运动量大大减少。从中医的角度上说，人体缺乏运动，气机就会不畅，脾胃和其他脏腑统调水湿的功能就会被削弱，不仅不利于湿热的排出，还会水湿内滞，时间一久就变成了湿热。所以，每天注意适量运动才利于湿热排出体外。

前段时间，女儿的朋友小谭来家里做客，吃饭的时候大家一起聊天，小谭突然说自己最近不知是得了什么病，总是懒洋洋的，精神状态不是很好，而且经常觉得头晕、恶心，甚至呕吐。我看了看小谭的面色，暗淡而无光，并且油光，有痘痘，身材胖乎乎的。

我问她平时的生活是不是不太规律，她告诉我说，自己是个宅女，平时基本不出门，不是在家里看电脑就是玩手机，没事就躺下来睡觉，休息得很充足，可为什么还总是困呢？

我问她喜不喜欢运动，她不好意思地告诉我，自己平时基本不运动，也不喜欢运动。我告诉她，就是因为她经常待在室内不运动才会出现上述症状。我看了看她的舌苔，很黄腻，不难看出她身体中的湿热已经很严重了。湿热阻滞于身体之中，气血不畅，清气不升，或者湿热之浊气上行到头部，干扰请窍，人就会出现头晕、恶心、呕吐等。

这个女孩儿身体中的湿热主要是因为她宅在家中不运动导致的，由于长时间不运动，体内气机的运行就受到了影响，若气机不畅、脾胃和其他脏腑就会像失去动力的机器一般，不能很好地运转，其统调水湿之功也会被削弱，如此一来，不利于湿热的排出，而且水湿内滞的时间久了会生热，或和热互相勾结，转变成湿热。

总之，长时间宅在家里并不是好事，如果由于工作或其他原因需要长时间待在室内，也应当每天到阳光明媚，空气清新的地方待上 1 ～ 2 个小时，同时做些户外锻炼，如散步、慢跑、登山等，这些运动都有助于身体中湿热的排出。

在室内也可以做一些简单的运动，扭扭脖子，伸伸腿，伸伸胳膊，或者跳跳舞、做做健身操、练练瑜伽等。

但是室内运动的时候要选择空气清新的地方，也可以开着窗户进行，运动的过程中，动作幅度不能太大，运动时间在 30 ～ 60 分钟，至微微出汗即可，不宜运动到汗液大泄，否则会损伤元气，对身体健康不利。身体出汗之后，应当及时擦干，或者换一件干净的衣服，防止汗水变冷诱发感冒。

下面给大家推荐一种简单的室内运动：取站立姿势，放松身心，慢慢弯下腰，双手抱住双腿，蹲坐在地上，稍微用力，让身体抱成一团，坚持1分钟左右，重复上述操作5～10遍，每天1～3次，能挤压腹部，提升膈肌运动，有效按摩脾胃和五脏，脚后跟不要向上抬起，动作也不要太快或太猛。每天动一动，湿热祛除不算事儿。

睡眠充足，身体健康，湿热远离

中医在为患者治病或调养身体的时候，经常会强调两点：保持愉悦的心情，规律作息时间。而本节所要讲述的就是睡眠与人体健康和湿热之间的关系。

充足、高质量的睡眠有利于肝胆的健康，而且有助于肝胆功能的正常发挥，能够促进人体正常的排毒过程，保持体内气机的通畅，有助于湿热的控制。中医一直以来都非常反对熬夜。可是现代人除了加班熬夜之外，夜晚的娱乐生活也是非常丰富的。部分年轻人晚上九十点钟开始出去狂欢：泡吧、K歌、跳舞、聚餐等，虽然过程中兴奋、快乐居多，但是久而久之，身体健康被透支，湿热之毒趁机侵袭。

从中医的角度上说，熬夜伤肝。子时，也就是23:00～1:00这段时间，胆经当令，而且《黄帝内经》上提到："凡十一脏皆取于胆。"意思就是说，包括肝经在内的其他十一条经络的储藏都取决于胆。肝胆互为表里，胆生发的阳气能促进肝脏排毒的过程，所以，如果已经到了这个时间你还是没有进入到睡眠的状态，还在消耗生发出的阳气，就会影响到肝脏的正常的排毒过程。毒素无法及时排出体外，肝脏的藏血、疏泄功能就会变弱。

临床调查显示，肝胆是容易被湿热侵袭的脏腑，此外，肝脏之疏泄、条达功能失调，人体的气机就会变得不畅，脾运不健，湿热易滋生缠身。

只有保证充足的睡眠，肝胆的健康才有保障，肝胆功能才得以正常发挥，能够促进人体正常的排毒过程，保持机体气机通畅，有助于湿热的控制。因此，每天晚上 23:00 以前就该进入深睡眠状态，保证 7 ～ 8 小时的睡眠时间。如果因为工作繁忙或应酬推托不开必须熬夜，应当注意以下几点问题：

1. 熬夜不要中断

熬夜的过程中，不管有多累中间都不要上床休息。我们的身体就像机器，频繁地开关会磨损得更迅速，因此一定要坚持到忙碌完之后再休息。

2. 适当喝些咖啡或茶水

困乏的时候可以喝些咖啡或茶水来提神，不过要注意趁热饮用，浓度不能太高，防止伤胃。

3. 多做深呼吸

熬夜的时候大脑会产生缺氧感，因为大脑运转的过程中需要消耗大量氧气，此时做做深呼吸能促进大脑供氧。

4. 静心定神

忙碌过后要静心定神。一般情况下，忙碌之后的身体组织已经非常劳累，不过大脑仍然处在活跃的状态，因此忙碌过后，应当先将思绪从忙碌之中收回来，防止影响到接下来的睡眠。

5. 运动解乏

由于熬夜或其他原因而睡眠不足的人应当做做肝脏运动养肝护肝，避免湿热缠身。具体操作：将双手交叉在一起，环抱在胸前，身体慢慢地向左扭转同时上升，同时吸气，吸到不能再吸即可，之后缓缓下蹲，同时慢慢地将气吐出，而后，身体慢慢向右扭转，同时做上升动作，吸气，最后缓缓下蹲，同时做呼气动作，每天重复此操作 2 ～ 3 次。

湿热体质者，重在做好养生保健

湿即体质是一种不清洁、潮湿燥热、湿热氤氲，排泄不畅的体质。常体现出"浊"的体质。尤其对于女性来说，会使容貌大打折扣，此类女性平时应当注意所处环境的干燥，保持外界环境干净的同时疏肝利胆、清热祛湿。

很多时候，我们想要知道一个人是不是湿热体质，看他的脸就能了解一二了。湿热体质者的脸总给人一种不清洁的感觉，面色暗黄而油腻，牙齿发黄，牙龈发红，口唇暗红，皮肤容易长出脓包样痘痘，有明显的红肿疼痛感，常常觉得口苦、口干、口臭，体味大、汗味大。大便燥结或黏滞不爽，这一点和痰湿体质比较相近，但湿热体质者的大便异味较大，恶臭。小便暗黄，异味大。湿热体质的女性带下发黄，外阴异味大，常常外阴常瘙痒。舌苔发黄。一般来说，越接近湿热体质，越易急躁、发怒，很少看到脾气和缓的湿热体质者。

湿热体质的形成和肝胆脾胃功能的失调有很大的关系，尤其是肝胆。湿热体质呈现出体质特征通常是肝经、胆经、肝脏胆腑轻度失调导致的。肝胆郁结化热，脾虚内生痰湿，人体就会又湿又闷又热，污秽荫翳，可以说是非常浑浊，所以，湿热体质者无论是表面外形还是身体内部，甚至其排泄物都非常"浊"。

若一个人抽烟、喝酒、熬夜样样占全，很容易出现痰湿体质，外形变得难看。我们都知道，吸烟对肺脏的伤害非常大，而且会"毁容"，导致唇色发乌，牙齿黑黄，面色蜡黄；而喝酒、熬夜伤的是肝胆，进而伤脾胃，久而久之形成湿热体质。

长时间压抑自己的情绪也会诱发湿热体质的形成，尤其是在特别压抑的状态下酗酒，更易形成湿热体质。

　　肝炎患者易形成湿热体质。如果一个人有以下表现：面色暗黄、油腻，生脓疱、痤疮，此时要注意检查自己的肝功能。若是肝炎病毒携带者，应当重视肝脏的保养。有的人虽受病毒感染，不过肝功能比较正常，肝炎病毒携带者要注意不疲劳、少吃药、不喝酒、祛忧愁，才能避免病情的恶化。

　　长期在湿热环境中居住的人很容易形成湿热体质，这和当地的气候有着密切的关系，特别是湿热环境下呈亚健康状态者，也就是湿热状态。

　　湿热体质者平时应当注意疏肝利胆、清热祛湿，如此才能让肝胆功能得到正常发挥，畅通湿热渠道，由源头根除湿热。

　　疏肝利胆最佳的方法是调节情绪，平稳心情，增强身体的柔韧性，让筋骨关节变得柔软。戒除熬夜、烟酒等不良习惯，饮食上避免吃油腻多糖食物。还要注意疏泄湿热的主要渠道，多喝水，二便畅通，大便没有异味，小便不发黄。湿热要注意少油少酒，少辣少甜，少吃油腻。

　　下面这些食物适合湿热体质者食用：苦瓜、冬瓜、丝瓜、芹菜、竹笋、紫菜、海带、荠菜、赤小豆、绿豆、薏苡仁、梨子、马蹄、兔肉、鸭肉、绿茶、花茶等。不能过多食用麦芽糖、麦冬、蜂蜜、阿胶、银耳、蜀地、燕窝、雪蛤等滋补药食。

　　精神调养方面，注意静心养神，确保睡眠的充足，避免熬夜。经常熬夜者的舌苔厚而黄，是典型的湿热症状，睡个好觉之后舌苔会消减，湿热已祛，说明充足的睡眠能帮助人体祛湿清热。拥有充足的睡眠，精神状态会变好，皮肤会变得光洁。湿热体质者易暴躁、发脾气、紧张、焦虑、压抑，所以精神调养是非常必要的，静养心神，有助于生水清热，利于肝胆疏泄。想要静养心神，应当从以下几个方面着手：

　　学会呼吸，常做深呼吸运动，把气息缓慢调到小腹；经常听有镇定舒缓作用的音乐；练习气功、瑜伽、太极拳、舒缓的舞蹈。

　　尽量不要住在潮湿炎热的地方。湿热体质者很容易皮肤感染，夏季最好穿麻棉、丝绸、天然纤维等制成的衣服，尤其是内衣更要注意，不能穿过紧的内衣。

进行适当的运动锻炼，有利于关节的舒展，能够提升身体的柔韧度，筋骨关节的涩滞、僵硬是不利于肝胆之疏泄的，会导致紧张、烦躁、焦虑等情绪。湿热体质者可以喝适量的凉茶。

湿热体质是一种过渡性体质，容易发生在青壮年人的身上。湿热体质者常会由于感染、上火、发炎、身体酸痛、二便不畅而服用祛湿通泻、清热解毒、抗感染等苦寒伤中败胃或利尿寒凉而伤阴的药物，因此湿热体质者进入中老年阶段后就会开始出现分化，有些可能在过服利尿祛湿、清热解毒药后逐渐变成阴虚体质；有些可能因此而伤阳，形成气虚、阳虚或痰湿体质。进入老年后，仍然有部分人是湿热体质，不过这种情况不多，很少有人到年老时候仍然是湿热体质。

祛湿热药物通常药性不平和，所以不宜久服。如滑石、木棉花、淡竹叶、鸡骨草、茵陈、溪黄草等均性寒凉。祛湿热的中成药包括清热祛湿冲剂、甘露消毒丹、溪黄草冲剂等。这些中成药不能久服，当身体内的湿热被祛除，舌苔不黄，小便变清，大便通畅，炎症消除，就要停止服药。体内无内热时不能服用，因为这些药对身体的副作用非常大。也不能喝有清热利湿性之功的凉茶。

湿热体质者最怕夏季的暑热和秋季的干燥，到了这两个季节时易小便不利、颜色发黄；大便干燥，致体内的湿热无法正常排泄。所以，如果到了夏季消化正常，可吃祛湿气降内热药物，也可以喝些凉茶，还要注意皮肤的清洁，以免诱发炎症。若天气干燥、闷热，可用空调调节室温。秋季，尤其是刚入秋时，应当多吃新鲜的清甜、含水分较多的水果，熬一些粥来吃，每天早晨喝一小杯清茶或蜂蜜水，有助于肠道排便。春季做做舒展筋骨的运动，有利于肝胆的健康。冬季时要注意不能吃大补之品。

湿热症状明显的时候可通过在背部膀胱经上刮痧、拔罐、走罐来帮助身体排毒、缓解颈肩背疲劳酸痛。

合谷穴，清热化湿，解表消炎

合谷穴是手阳明大肠经上的重要穴位，通常情况下，对合谷穴进行合理刺激，即可清除身体中的热邪，让湿热无处藏身。

我们都知道，经常运动能够提升自身免疫力，但是能做到经常运动的人少之又少，因为现在的交通便利，人们从事的大都是办公室方面的工作，靠双脚走路的人少之又少。再加上现代人的工作节奏快，工作繁忙，很难抽出时间来运动，也正是因此，越来越多的人出现了身体正气不足，抗病能力下降，稍不留神病邪就会入侵体内，病邪包括湿邪、热邪、风邪，经常受外邪侵袭易患感冒、易上火等。

想要避免上述现象，应当采取正确的方法提升体内的正气，清除湿热、提高免疫力。每天抽时间按摩左右两手上的合谷穴。合谷穴位于手背上，第1、2掌骨间，第二掌骨桡侧中点处。将一只手的拇指和食指合拢，合谷穴就位于肌肉最高处。

具体按摩方法：先将

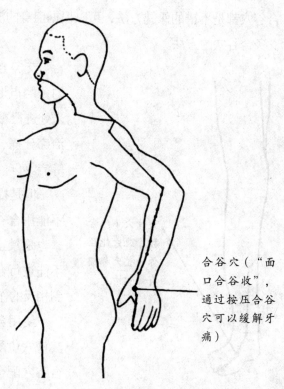

合谷穴（"面口合谷收"，通过按压合谷穴可以缓解牙痛）

一只手除了大拇指以外的四根手指并拢，和大拇指分开，另外一只手半握拳，向前跷起大拇指，和食指侧面一起将一只手的虎口处夹住；大拇指指腹按在合谷穴上面，力度要适中，沿着顺时针的方向按摩 30 ～ 50 次。用同样的方法换手按压，每天早晚分别做一次。

此按摩方法有清热化湿、除湿解表、止痛消炎等功效，既能提升其抵御湿热又能治疗头晕头痛、上火牙痛、阴虚发热、口干口渴、流鼻血、咽喉痛、其他五官疾病等。

合谷穴为手阳明大肠经上的重要穴位，通常情况下，对合谷穴进行合理刺激即可清除湿热，提升人体正气，让大肠经循行的地方的组织和器官疾病得到缓解或被消除。在孩子出现牙痛症状时，按压合谷穴 5 分钟就能缓解疼痛。但是提醒大家注意一点，合谷穴的按压是有特点的，不是直接垂直于手背进行按压，而是朝着小指方向用力，在这个过程中你能感受到一股气流于小指尖流窜，如此即可充分发挥按摩功效。此外，艾灸、针灸合谷穴都是不错的保健方法，可以根据自身的湿热程度选择按摩合谷穴或艾灸合谷穴的方法。

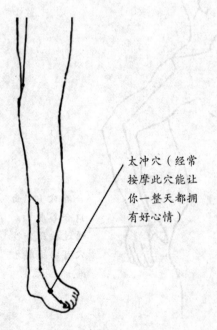

太冲穴（经常按摩此穴能让你一整天都拥有好心情）

艾灸合谷穴的具体操作：取艾条的一端点燃，在合谷穴上方 2 ～ 3 厘米处进行熏灸 10 分钟左右，此方法能治疗牙痛、牙龈痛、腮腺炎、咽喉炎等症。

但是提醒大家注意一点，孕妇是不能用合谷穴的，不仅不能扎针，按摩也是禁止的。病后体质较差的人也不能进行合谷穴按摩或袭击，防止起到相反的作用。

使用合谷穴治疗疾病时，最好与其他穴位配伍。比如，头痛时可以用合谷穴配合太阳穴，治疗目赤肿痛时可以配合太冲穴；患咽喉肿痛时配合少商穴；长期便秘者可以采用揉合谷穴的方法，同时配合顺时针按摩小腹。

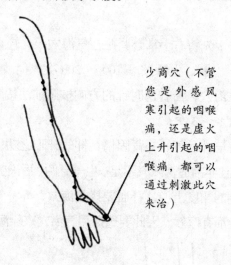

少商穴（不管您是外感风寒引起的咽喉痛，还是虚火上升引起的咽喉痛，都可以通过刺激此穴来治）

气海穴，祛除湿热又补气

相关资料表明，湿热在气阴两虚中的比例占 81.3%，肝肾阴虚中占 76.7%，肺肾气虚和脾阳虚中各占 47.6% 和 40.8%。临床表现显示，气阴两虚和肝肾阴虚患者大都阴虚火旺，不管是身体中的水湿还是外侵湿邪都会受"内火"的化热，变为湿热。此外，身体中的阳气虚损，如脾阳虚、中气不足，就会导致水湿不化，滞留在身体之中，一旦外邪入侵，内外之邪就会同时侵害身体，化热变为湿热。湿热长时间蕴结在身体之中会阻碍身体中气机之运行，导致气虚。

由此我们不难推断，湿热的形成和气虚有着很大的关系，并且湿热会阻碍身体中气机的运行，不及时将其祛除，它就会在我们的身体里面"胡作非为"，久而久之形成恶性循环。那么要如何做才可以让除湿热、补气同时进行呢？最简单的方法就是按摩气海穴。取穴的时候采取仰卧的姿势，或者直接坐在靠椅上，整个人放松，向后仰靠，之后在下腹部，也就是肚脐下1.5寸处取穴。

具体按摩方法：先将右手掌心紧贴在气海穴上，轻柔缓慢地沿着顺时针的方向分小圈、中圈、大圈按摩100～200次，稍微休息一会儿之后，用左手掌心紧贴气海穴，沿着逆时针的方向按照前法按摩100～200次至产生热感。每天做1～3次。

此按摩方法有培补元气、补肾固精、补气升阳之功，这种方法不仅适用于防治湿热，而且非常适合阳气不足、生气乏源、后天劳损、大病初愈者。

从中医经络学的角度上说，补血要找血海穴，而补气要找气海穴，气海穴对于一切虚症都有疗效，因此要选择用气海穴来除湿热、补气。

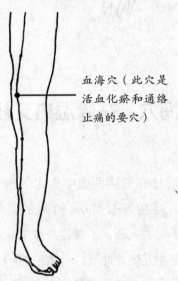

血海穴（此穴是活血化瘀和通络止痛的要穴）

中医认为，气海穴是人体内元气聚集之处，宜补不宜泄，经常艾灸此穴能防治百病，益寿延年。按摩之前先搓热双手，艾灸之法分为温灸、隔姜灸、气海附子灸等。此处主要介绍的是隔姜灸。

隔姜灸的具体操作：取新鲜的老姜一块，沿着生姜纤维纵向切成半厘米厚的姜片，大小可以根据艾柱大小来定，之后用三棱针在姜片上刺一些针眼，将它放到气海穴上，在上面放点燃的艾柱，等到局部灼痛时，可以略微提起姜片，或更换艾柱。每次灸 3 ～ 5 壮，至局部产生温热感或者有红晕即可。不过要注意，这种方法不能每天进行，最好隔日灸或 3 天之后再艾灸，艾灸过后，用红花油涂抹被艾灸的局部，既能防止皮肤被灼伤，还能够提升艾灸补气活血的功效，利于祛除湿热。

不过要注意，怀孕的女性是不能用此穴的，否则很可能对胎儿的健康不利，导致严重的后果。

用气海穴治疗疾病的时候，最好配合其他穴位，比如，心气亏虚、心阳不足的时候可以和厥阴俞穴、内关穴搭配；心悸气短、畏寒肢冷的时候可以和神阙穴、关元穴配伍。

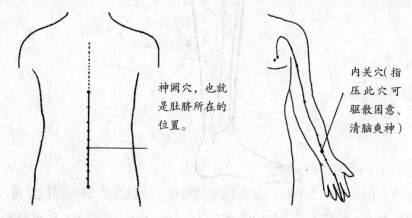

关元穴（此穴对先天禀赋不足，后天劳伤太过，或满足、产后体虚者，均有极佳的强壮作用）

神阙穴，也就是肚脐所在的位置。

内关穴（指压此穴可驱散困意、清脑爽神）

阴陵泉穴，肝胆肾湿热一并扫除

阴陵泉穴为脾经之合穴，有通经活络、理气健脾、清热利湿、益肝肾等功效，临床上经常用此穴除湿祛黄，它清除肝肾胆等脏腑的功效也非常好。

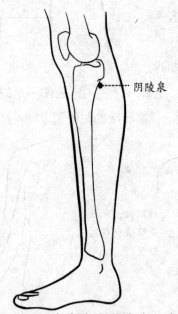

阴陵泉

新生儿出生 2 ～ 3 天时经常会出现黄疸症，皮肤和眼睛的颜色发黄，为生理性黄疸，实际上，这样的黄疸不仅会发生在新生儿身上，还可能发生在成年人身上，黄疸本身并不是什么疾病，而是一种血清中胆红素上升导致的症状和体征。

在中医看来，黄疸和湿热有着很大的关系，首先，湿热是黄疸发病的首要因素，黄疸主要是风邪裹邪寒湿入侵最终变热引发的。黄疸的第二发病因素是热，胃热之气内蒸谷水，即为湿热之毒，最先发展成黄疸。黄疸还可能是由于湿热之气流注到肝胆引发的。

想要清除黄疸，首先要做的就是清除掉身体内的湿热。脾喜燥而恶湿，有运化水湿之功；胃喜湿怕热，可以沉降浊气，所以，除湿祛黄需要强健的脾胃功能作为后盾。

通过按摩阴陵泉穴（位于小腿内侧，膝下胫骨内侧凹陷处）可以达到清除体内湿热的目的，具体按摩方法：分别用双手的大拇指或中指、食指指腹按阴陵泉穴；轻柔、均匀、和缓地沿着顺时针的方向按摩 2 分钟，之后点按半分钟；再沿着逆时针的方向按摩 2 分钟，同时点按半分钟；每天早晚分别按摩 1 次，也可以两个穴位同时按摩。

这种按摩方法有益气健脾、利水除湿、通利三焦、通经活络、补肾养肝等功效，能辅助治疗湿邪内蕴而致的食欲下降、眩晕、小便不利、失禁、肾炎、腹水、肠炎、黄疸、遗精、阳痿、前列腺炎、各种妇科炎症等。

除了按摩，还可进行温灸，具体艾灸方法：取艾柱或艾灸条，点燃一端之后，在距离阴陵泉穴上方 2 ～ 3 厘米处熏灸 10 ～ 15 分钟，每个星期艾灸 1 ～ 3 次，隔天艾灸一次。

提醒大家注意一点，按摩的过程中最好按至产生酸胀感。有湿邪或湿热者按压的时候会产生明显的疼痛感，此时不能因为疼痛而停止按摩，坚持按摩一段时间之后，湿邪或湿热之邪就会排出体外，疼痛也会跟着减轻。

不管是按摩还是温灸，若存在腹寒症状，

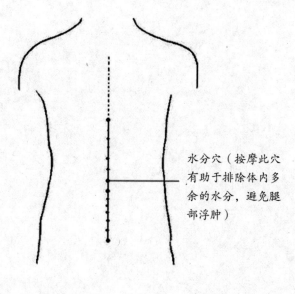

水分穴（按摩此穴有助于排除体内多余的水分，避免腿部浮肿）

应当用阳陵泉穴配合三阴交穴（内踝尖直上 3 寸，胫骨后缘处）来按摩，进而温中健脾。如果出现的是黄疸，应当配合三阴交穴、日月穴（乳头正下方的肋骨和肚子交接处"期门"之下，第七肋间隙中）、至阳穴（第 7 胸椎棘突下凹陷中）、胆俞穴（第 10 胸椎棘突下，旁开 1.5 寸处）、阳纲穴（位于第 10 胸椎棘突下，旁开 3 寸处）；治水肿的时候配合水分穴（位于上腹部，前正中线上，脐中上 1 寸处）、三阴交穴等。

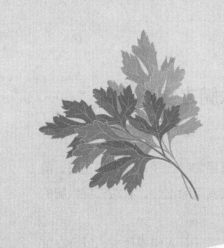

第十四章
防湿祛湿，日常调养食疗有方

白茅根，除五脏六腑之湿热

白茅根味甘，性寒，归心经、肺经、胃经和膀胱经，有生津止渴、清热解毒、凉血止血、利尿通淋之功，经常用其来除湿热，有益五脏六腑的健康。

湿热不仅会让人不舒服，而且容易滋生，一旦入侵或形成，就会在脏腑组织中流驻、泛滥，导致五脏六腑深受其害，只有祛除身体内的湿热，才能确保脏腑之安康。白茅根就是非常好的祛除身体湿热的药材。

白茅根既能清血分之热，又不伤燥、不黏腻，凉血而不积瘀。因此，医学上经常用白茅根来治疗肺热咳喘、胃热呕逆、热病烦渴、吐血、尿血、淋病、水肿、黄疸等，女性月经过多、崩漏等疾病也可用白茅根来治疗。

由此可见，白茅根的功效是非常多的，应用范围也是非常广的，对五脏六腑之湿热均有清除之功。对于身体内有湿热的人来说，它是清甜的药材，很容易入口。如果觉得味道实在太淡，可以调些白糖。

也可以用白茅根来泡茶，不过泡的时间要长一些，最好泡个 20 ～ 30 分钟。白茅根干品的密度小，不容易沉入水中被泡透，只有泡透的才可以发挥其理想功效。白茅根也可以用来烹饪菜肴，

如果想要取得更好的效果，可以用其和藕节、荸荠、金银花、牡丹皮配伍，但是提醒大家注意一点，白茅根的用量最好在 10 ～ 30 克，如果是鲜品，其用量应当在 30 ～ 60 克，此外，脾胃虚寒者不宜服用，防止加重虚寒症状，导致不良后果。并且还要注意一点，白茅根忌铁器，烹调的过程中千万不能用铁锅。

除了煎煮、泡茶外，还可以将白茅根研成末状和捣汁服用，用它熬粥的时候可以将它打成末状，之后同大米熬粥，一起吃下去。用鲜白茅根的

时候，可以将其捣汁或榨汁服用。

接下来为大家介绍几款能够有效清除身体湿热的白茅根食谱：

1. 茅根排骨

具体做法：取排骨 200 克，生姜 1 块，白茅根 30 克，盐适量。排骨洗净后剁成块状之后放到沸水锅内，焯掉血水之后将其放到干净的砂锅内，倒入 800 毫升清水，同时将 1 块姜拍松后放到锅内，先开大火烧沸，之后转成小火炖煮 20 分钟，放入白茅根，继续煮 20 ～ 30 分钟，或煮至排骨熟透，调入适量盐即可。

此药膳有清肺胃之热的功效。

2. 茅根玉米马蹄养生汤

具体做法：猪骨 200 克，茅根 50 克，胡萝卜、玉米、马蹄各 100 克，蜜枣 1 个，盐适量。胡萝卜洗净后切块，玉米切段，茅根洗净，将所有食材一同放入汤锅中，倒入适量清水，开大火煲沸，之后转成小火继续煲 1 小时，调入少许盐即可。

此汤有清肺养肺之功，适用于上火而致的喉咙干燥。

甘草，除五脏之湿

甘草能调和诸药，解百药之毒，它享有"国老"之美誉，被人们称作中药中的"和事佬"，当然了，甘草的作用还不止这些，对于正在承受湿热之侵害的人来说，经常服用甘草有助于清除五脏之湿热。

甘草味甘，性平，入脾经、胃经和肺经，还能解毒，因此能调和五脏六腑。著名医者李东垣曾经说过，甘草"生用则气平，补脾胃不足，而大泻心火；炙之则气温，补三焦元气，而散表寒，除邪热，去咽痛，缓正气，养阴血"。李东垣认为，甘草可以调和阴阳，生用可以补益脾胃之不足，大泻心火；

炙甘草可以温补三焦元气，散寒除热，益气养阴血。

由此可见，甘草的确能清热解毒、调补三焦，能够有效祛除湿热大毒。甘草的使用方法非常简单，可以泡茶饮用，也可以熬粥、做菜肴。没有胃口、口气难闻的人可以用甘草加 1～2 个乌梅熬粥吃。

成人每天内服甘草的量是 3～9 克，大剂量可达 30～60 克，服用甘草时忌京大戟、芫花、甘遂、海藻、鲤鱼等，否则会影响其功效之发挥，或诱发中毒。有人认为甘草可以解毒而大剂量或长期服用甘草，这种做法是错误的，特别是生甘草，长期大量服用会导致浮肿；身体湿盛、浮肿者是不能用甘草的。

除了内服外，甘草还可以外用，患有阴下湿痒、湿疹等湿热而致的外在皮肤病时，可以取 10～20 克甘草煎汁泡洗，已经有溃破的地方可以用甘草末外敷。

接下来为大家介绍几款能够有效清除体内湿热的甘草药膳：

1. 乌梅甘草粥

具体做法：取大米 100 克，乌梅 1 个，生甘草 10 克。将大米淘洗干净之后，和乌梅、生甘草一同放入锅中，倒入 800 毫升清水，先开大火煮沸，之后转成小火继续熬至粥成，挑拣出乌梅、甘草即可食用。

此粥有益气生津、开胃止渴、止咳止泻、润肺。

2. 甘草丝瓜汤

具体做法：取丝瓜 1 根、猪肉 200 克，甘草 10 克，盐、高汤各适量。将甘草、肉片放入锅中，倒入适量清水，开大火煮沸，之后转成小火煲半小时左右；丝瓜洗净后去皮，切块，倒入锅中，开大火煲 10 分钟，调入少许盐即可。

此汤有美白补血、健脑、活血、清热解毒、润肺止咳、清热利肠、促进发育等功效。

白术，清除体内湿热不在话下

白术性温，味苦、甘，归脾经和胃经，芳香质柔，可升可降，有益气除湿、止汗固表，经常和甘草、茯苓等配伍。想要祛除身体里面的湿热大毒，白术是理想的选择。《医学启源》上面有记载："除湿益燥，和中益气，温中，去脾胃中湿，除胃热……"此外，白术芳香质柔、可升可降，守而不走，用它和其他药材配伍即可有效清除体内的湿热。

白术最适合与甘草、茯苓、人参等配伍，它们共同配伍得到的就是脾胃方——四君子汤，如果是用来除湿热，可以用它与能清除体内湿热的甘草配伍。

白术虽然是一味药材，但却是常见的食疗用品，所以它的服用方法非常多，可以用白术与其他药材一同熬粥来吃。

白术每人每天的摄入量以 3 ～ 10 克为宜，有利水燥湿之功，白术也可以生用，若用其治疗腹泻，可以选择炒白术，但是提醒大家注意一点，白术以利湿为主，因此阴虚内热、津液不足、口渴多饮、皮肤干燥、邪气入侵体内者都不宜服用。

白术也可以外用，想美容的女性朋友可以用白术浸醋涂面，或者研成细末后和蜂蜜、鸡蛋清或水调和成面膜，此面膜有祛斑、美白之功。

接下来为女性朋友们推荐几款有助于清除身体内湿热的白术药膳：

1. 白术除湿热粥

具体做法：取大米 100 克，白术 10 克，白茯苓、甘草各 5 克。将大米淘洗干净后放到砂锅内，倒入 800 毫升清水，开大火烧沸之后转成小火熬煮；将白术、白茯苓、甘草一同研成细末，等到大米熬 20 分钟后，将药末倒入锅内，继续煮 10 分钟至粥成即可。

此粥能有效清除人体中的湿热。

2. 白术汤

具体做法：取白术 100 克，五味子、茯苓各 50 克，甘草 0.5 克，半夏 4 个。将上述药材分别清洗干净，半夏切成 16 片，晾干。将上述药材（除半夏）研成末后分成 16 份，每次取 1 份放入锅中，水 1 盏半，加生姜 5 片，半夏 1 片，煎 7 分，空腹服。

此汤可治疗五脏伤湿，咳嗽痰涎，憎寒发热，上气喘急。

豆蔻，湿温初起就用它

豆蔻味辛，性温，归肺经、脾经和胃经，能化湿消痞，温中行气，开胃止呕，非常适合湿温初起的人服用。

豆蔻不仅是一种植物的名称，还是非常古老的中药，而且有除湿之功。豆蔻一共分成四种：白豆蔻、草豆蔻、红豆蔻、肉豆蔻，身体中有湿热的人最宜选择白豆蔻，特别是温病初起的时候最适合用。

对于上班族和喜欢喝茶的人来说，用豆蔻泡茶是非常不错的，取 10 克豆蔻和 5 克甘草一同研成粗末，之后根据自己的喜好和实际情况选择红茶或绿茶等。体内有湿而无热症状时，最好选择红茶来配伍；阻滞在身体之中的若是湿热之气，最好选择绿茶和洛神花，一同放到保温杯内，倒入适量沸水，盖盖焖 10 分钟左右即可。可以继续续水，至味道被冲淡。

通常来说，成年人每人每天摄入白豆蔻 5 ～ 10 克为宜，豆蔻有温中燥湿之功，阴虚内热，或胃火偏盛，口渴、大便燥结或患糖尿病者应当忌用豆蔻，否则症状会加重，引发不良后果。

豆蔻不仅能用来治病，还能用于烹调，豆蔻气香、味辛、微苦，能祛除异味，增加辛香味，所以烹调的过程中可以加几个豆蔻增香。

接下来为大家介绍几款有助于清除身体内湿热的添加了豆蔻的药膳：

1. 白豆蔻茶

具体做法：取白豆蔻 1 个，红茶 1 匙，冲泡前掰开豆荚，让里面的种子露出来，之后和红茶一同放入干净的茶杯内，倒入适量沸水冲泡即可。

此茶有化湿行气之功，适合湿阻中焦，苔腻纳呆；脾胃气滞，脘腹胀满；湿温初起，胸闷苔腻等。此外，还有温中止呕之功，能治疗寒湿呕恶，改善消化不良导致的腹胀。

2. 草果豆蔻炖母鸡

具体做法：准备母鸡 1 只，草果 5 克，白豆蔻 6 克，料酒 15 克，姜 10 克，大葱 15 克，盐 5 克，味精、胡椒粉各 2 克。将草果除去核、皮后剪成小块；白豆蔻去壳后研细；母鸡宰杀后去毛、内脏、爪，同时洗净；姜拍松，葱切段；将母鸡、草果、白豆蔻、姜、葱、料酒一同放到炖锅中，倒入适量清水，开大火烧沸之后转成小火继续炖 35 分钟，调入盐、味精、胡椒粉略煮即可。

此药膳有健脾除湿之功，适合慢性胃炎患者食用。

龟苓膏，清除湿热效果佳

龟苓膏由龟甲和土茯苓搭配而成，为清除湿热的良方，有滋阴润燥、清利湿热、凉血解毒等功效。经常用来治疗虚火烦躁，口舌生疮，津亏便秘，热淋白浊，赤白带下，皮肤瘙痒，疖肿疮疡等症。

我有个朋友，年纪不大，30 出头，很喜欢吃辣椒，尤其是街边那些辛辣的美味小吃，每次上街都会吃上一堆。虽然爱吃辣椒，可是她的脸上却没有痘痘，也并未像其他女性那样一吃辣椒就会犯妇科疾病。

究竟是什么原因让她可以对辛辣之品"爱不释手"而又能免遭"涂炭"呢？其实，这得益于她喜欢吃的龟苓膏。

龟苓膏是传统的保健名方,以鹰嘴龟和土茯苓为原料,配上苍术、苦参、女贞子、荆芥穗、黄芪、生地黄、鸡骨草等药材熬炼而成,为南方常见的清除湿热的方剂。市面上见到的龟苓膏的药物成分各异,不过都添加了龟甲和土茯苓这两味药。

龟甲味咸、甘,性微寒,归肝、肾、心经,有滋阴抑阳、益肾健骨、养血补心等功效。土茯苓有健脾胃、强筋骨、祛风湿、利关节、止泄泻等功效,能治疗拘挛骨痛、恶疮痈肿,还能强健筋骨、祛湿利水、解百毒。

龟甲和土茯苓同用有滋阴补肾、调理脏腑、清热解毒之功,还能促进新陈代谢、提升人体免疫力,南方人视其为"圣品"。想要清除体内的湿热,让自己的身体变得更加健康、强壮,让青春能够常留,龟苓膏是必不可少的。

如果觉得龟苓膏的制作烦琐,可以直接取龟甲 15 克,打碎后和 10 克土茯苓一同放到砂锅内,倒入适量清水,开大火烧沸后转成小火继续煎 20 分钟,放入 10 颗枸杞子一同煮 3 ~ 5 分钟,最后调入适量冰糖或蜂蜜。

龟苓膏虽好,但服用也是有宜忌的,龟苓膏有清凉解毒的作用,还能促进血液循环,因此,处在经期和孕期的女性是不宜服用的,否则可能会导致失血过多,或者影响胎儿发育,甚至诱发流产等。体质虚寒、脾胃虚寒者也应慎用龟苓膏。

忍冬膏,清除湿热炎症消

忍冬膏是清热除湿、解毒消肿之良方,能治疗多种炎症。可是你知道吗,对于湿热而致的感冒,忍冬膏也能发挥出良效。

前段时间,一位中年男士来诊所看病,他告诉我,自己一到季节更替之时就会感冒,特别是当外感风热的时候,还会伴随着急性咽炎症状,口咽黏膜发生充血、肿胀,非常痛苦。每次遇到这种情况,他都会通过打针、输液来解决，难受不说，还要耽误工作。这不，这两天天气炎热，出现了风热感冒不说，急性咽炎又发生了。

我给他推荐了忍冬膏，让他回去之后连续服用几天，几天之后，患者打电话过来，开心地告诉我说自己的感冒症状和咽炎都痊愈了。

忍冬膏的具体做法：取金银花少许放到冷水中浸泡 15～30 分钟，水要能没过金银花；将浸泡过的金银花和水一同倒入结实的容器内，将其捣烂，将捣烂的金银花及其汁液一同倒入锅中，倒入 800 毫升清水，开大火烧沸后转成小火继续熬煮。每次取 10 克左右，用温水冲服，每天服 2 次。此处用的金银花鲜品干品均可。

忍冬又叫金银花，它的花有黄白两种，因而称其为"金银花"。忍冬膏所发挥出的药效主要归功于金银花，金银花味甘，性寒，被人誉为解毒之良药。《神农本草经》中有记载："金银花性寒味甘，具有清热解毒、凉血化瘀之功效，主治外感风热、瘟病初起、疮疡疔毒、红肿热痛、便脓血。"

除了将其制成忍冬膏之外，还可以用金银花泡茶，直接取 30～50克的干金银花放到干净的茶壶内，倒入 800～1000 毫升的沸水，盖盖闷20～30 分钟即可，代替茶来饮用，可以根据自己的口味调入适量蜂蜜。

外用金银花能治疗湿疹、面部痘疮、牛皮癣、化脓性皮肤病等症，可以直接取 50～100 克金银花放入锅中，倒入适量清水煎汁，等到水变温的时候，用其清洗患处 10～15 分钟，每天洗 1～3 次。

金银花虽好，但是提醒大家注意以下几点：虚寒体质者不适合用金银花，否则会加重虚证或寒证；疮面内陷、颜色发黑者忌服金银花，因为面疮为体内的寒湿诱发的。

藿香，清除湿热又泻火

藿香正气水的主要成分是：苍术、陈皮、厚朴（姜制）、白芷、茯苓、大腹皮、生半夏、甘草浸膏、广藿香油、紫苏叶油。辅料为乙醇。具有解表化湿、理气和中等功效，适用于外感风寒、内伤湿热而致的头痛、身重、呕吐、腹泻等症。所以，藿香正气适合于一年四季的家庭保健应用。

藿香正气中的主药是藿香，从中医的角度上说，藿香性微温，味辛、甘，芳香健脾、温中化湿、消暑解表、除风散邪、止呕止泻等功效，所以，如果你不想喝藿香正气水，可以直接取藿香放到干净的杯子内泡茶来喝。接着给大家推荐两款藿香膳食，让大家在品尝美食的同时保健身体。

1. 藿香粥

具体做法：取鲜藿香30克（干品15克），粳米100克。将鲜藿香放到锅中煎汁，另用粳米熬粥，粥成后调入藿香汁，煮沸即可。

此粥有降逆止呕，开胃进食的功效。适合脾胃吐逆、霍乱、心腹痛等症，能治疗暑热症导致的呕吐。

2. 藿香炒鸡蛋

取藿香500克，鸡蛋3个。将鸡蛋打入碗内，撒入少许食盐；将炒锅置于火上，加热之后倒入少量植物油，油热后倒入蛋液，将藿香放入未凝固的蛋液中，翻炒至断生即可。

此菜肴能祛暑解表、化湿脾、理气和胃，又能防止外感风寒。

服用藿香正气水的时候应当注意以下几点：忌烟、酒、辛辣、生冷、油腻之品，饮食要清淡；服药期间不宜服滋补性中药；高血压、心脏病、肝病、糖尿病、肾病等慢性病严重者要在医嘱下服用；儿童、孕妇、哺乳期妇女、年老体弱者要在医师指导下服药；服药时要严格按用法用量服用，不宜久用；服药 3 天后症状无缓解要立即就医；对本品和酒精过敏的人禁用，过敏体质者慎用；儿童要在成人监护下用药。

三黄汤，清除湿热除腹痛

导致腹痛的原因很多，如吃坏东西、着凉、外伤等。但是你知道吗？湿热同样会导致腹痛，对于此类腹痛，可以通过清除体内湿热来止痛。

前段时间有位患者来诊所看病，她当时的表情很痛苦，面色苍白，我问她哪里不舒服，她告诉我说，自己不知怎么的突然肚子疼得厉害，我问她是不是吃了什么不当的东西，她摇了摇头，说自己的饮食一直很清淡，而且很重视食物的温度。

之后我对她做了检查，发现她的舌苔黄腻，脉数而沉，我让她躺在床上，用手指指腹按了按她的腹部，她的表情立即变得更加痛苦，忍不住大喊了一声"疼"，看到她的确很痛苦，我就在她的中脘穴和手三里穴上按摩了一会儿，等到她的腹痛症状得到缓解之后，我给她开了个方剂：大黄、黄连、黄芩各 9 克，白芍、葛根各 6 克，甘草 3 克，每天服 1 剂，连续服 5 天。

也可以直接取生大黄、黄芩、黄连各 9 克。将生大黄、黄芩、黄连一同放到清水中浸泡 15 分钟，将浸泡过的药材放到药锅内，倒入 400 毫升清水，先开大火烧沸，之后转成小火继续煎煮至水减半，取其汁，之后再在锅内倒入 400 毫升清水，用上面的方法煎汁，将 2 次所得的药汤兑在一起，每天 1 剂，分成 2 次服下。此汤名为三黄汤。

此汤之中的大黄味苦，性寒，归脾、胃、大肠、肝、心包五经，有清热化湿、泻火凉血、攻积消滞、祛瘀解毒之功；黄连是大苦大寒之品，可泻火燥湿，为治疗肠胃湿热的常用药材；黄芩味苦、性寒，为清热燥湿、泻火解毒之品，能治疗湿热导致的胸闷、呕恶、腹痛等症。将上述三味药配伍，可以帮助患者清除出体内的湿热，辟秽泄浊，进而止痛。

没时间煎汤，可以直接取大黄、黄连、黄芩各 9 克，分成两份、两次放到保温杯内，倒入 300 毫升沸水，盖盖闷 30 分钟之后开盖，将其当成茶来饮用。

此三味药均为苦寒之品，因此服用的时候一定要注意，不能长期服用，否则很容易伤胃，并且服用此方治疗腹痛的时候首先要辨清症状，若是由于脾胃虚寒、肝肾虚、血虚等引发的腹痛，服用三黄汤很可能会加重腹痛，诱发严重后果。

藕芹汁，解决湿热口苦

生活中，很多人都出现口苦，不是疾病，但又会让人觉得不舒服，那么口苦究竟是什么导致的呢？从中医的角度上说，不管是脾胃湿热还是肝胆湿热，均会诱发口苦。

前段时间有位患者来诊所看病，他告诉我，自己经常莫名其妙口苦，嘴巴干干的，虽然没吃什么苦味的食物，但是嘴里的苦味却很明显。吃口香糖吧，但只能解决一时的问题。他告诉我，自己从事的是设计工作，每天的工作都非常忙碌，有时候还要加班熬夜，很多时候吃饭都成了"应付"。

通过他的叙述和我的检查，我发现他出现的口苦和他的生活习惯有很大的关系。由于长时间的饮食不当、没有规律、运动量少，他的肠胃功能逐渐退化，吃下去的食物就会在肠道中停留，进而产生湿热，诱发口苦。再者，肝胆之间互为表里，一旦肝胆内部出现问题，比如发炎等，湿热之气就会上行到口内，表现出口苦。

我给那位患者推荐的是藕芹汁。具体做法：取莲藕、芹菜各 150 克，白糖适量。莲藕洗净后去皮，切成小块；芹菜择洗干净后放到沸水锅中焯水 1 分钟，捞出，过冷水，切碎；将上述食材一同放到榨汁机中榨汁，饮其汁，每天 1 剂，分成 2～3 次服下。

莲藕营养丰富、美味，有非常好的清热、滋养脾胃之功，特别是生藕，味甘，性寒，入心、脾、胃经，有生津止渴、清热凉血、除烦等功效，能补益十二经脉血气，平息身体中过盛的阳热和火气。

芹菜有利尿之功，归肝、胃、肺三经，有清热利湿、清肠通便之功，能清除脾胃和肝胆、肠道里面的湿热，进而治疗口干口苦。将二者同用制成藕芹汁，能生津止渴，清热凉血，利尿渗湿，治疗口干、口苦、失眠、头痛等症。高血压、糖尿病患者也可适当食用。

也可以取芹菜和莲藕做凉拌菜，效果也是非常不错的。具体做法：取莲藕 200 克，洗净之后去皮，切成 1 厘米左右的薄片，先放到沸水锅中焯一下，捞出；200 克芹菜择洗干净之后放到沸水锅中焯 1 分钟，捞出，切成小段，之后和藕片一同放到干净的容器内（忌铁器），调入适量盐、白糖、香油、葱末、蒜末，搅拌均匀就可以了。

在此提醒大家注意一点，藕和芹菜都是性寒之品，因此，脾胃虚寒、消化功能低下、大便溏泄者均不宜服上述两道药膳。

八宝茶，专治湿热脱发

脱发虽然没有肉体上的痛苦，但是亲身经历过脱发的人却知道它对人精神上的折磨是不言而喻的。从中医的角度上说，湿热上蒸于头面，若发囊受伤，就会毛发不固，发生脱发。

前段时间同学聚会，其中一位叫刘晓的同学上学的时候和我关系不错，但是眼睛都快看酸了也没看到他的影子，不一会儿，一位身材发福的中年男性走到我面前，仔细一看五官，才发现这就是刘晓，难怪没认出来，几年不见，不仅身材发福了，头顶的头发也掉了1/3，看上去比实际年龄老十几岁。

闲聊之际，他对我诉出了掉发的苦衷，自己也不知道该如何解决，每天都因此而烦恼，偏方药膏没少用，见效的却没几个。以前头发就爱出油，爱长头屑。

看到张晓那一脸的油光，发红的牙龈，发黄的牙齿，以及显著的脱发，我便推测他的脱发很可能和湿热有关系。于是我给他推荐了八宝茶。我告诉他，他的脱发是湿热上蒸头面，导致发囊受伤，毛发不固所致，而八宝茶刚好对症。

八宝茶的具体做法：取红枣3～5颗，核桃仁1～2个，龙眼肉5～6个，枸杞子10粒，芝麻10克，葡萄干10～20粒子，苹果片2～3片，绿茶3～5克。先将核桃仁、芝麻碾碎，其他食材洗净，将上述食材一同放入干净的容器中，倒入适量沸水冲泡3～5分钟之后即可。每天1剂，1天内喝完，可反复冲泡。

此茶之中的红枣和龙眼都是补气血的佳品，常服能养脾胃、补气血、利于头发之生长；枸杞子、芝麻有补肝肾之功，头发的生长、健康，都要靠肾中精气和肝中血液来滋阴，因此它们都能养发生发，特别是芝麻，养发黑发的效果非常好，为养发的常见食材；葡萄干能补肝血；核桃仁能补血，归肺、肾二经，为补肾、养肺之佳品。肺和头发之生长、健康有着很大关系，因为肺主宣发，它能够将身体中的部分水液由皮肤带出去，进而滋养皮肤和毛发。苹果、绿茶都有清热除湿之功，而且现代研究表明，苹果中富含多种维生素、矿物质、胡萝卜素等营养物质，利于头发之生长，并且苹果中富含多酚物质，它是天然的抗氧化剂，能提高机体的抗氧化、抗衰老功能，进而固发养发。

综合上述茶材，即有补五脏、除湿热、补养气血、养发固发的功效，经常饮用能除热靓发。

泡八宝茶的时候，一定要用刚沸的水，因为此茶所选用的茶材较多，不容易泡开，用100℃的水冲泡既能确保将其营养冲泡出来，又可以确保茶香不消散。喜欢喝粥的人也可以用上述茶材熬粥，加50～100克的大米，将熟时放入苹果就可以了。

如果体内的湿大于热，可以将龙眼肉和葡萄干换成茯苓、红小豆等有利水除湿之功的食材，若湿、热都比较严重，可以将龙眼肉换成既能清热又能除湿的薏苡仁、绿豆等。

茉莉花茶，燥湿又明目

从事设计、编辑、软件等行业的人，每天都要面对电脑工作，长时间盯着电脑，眼睛难免会不舒服，眼睛红肿疼痛也是常有的事儿。

前段时间，一位从事编辑行业的小姑娘来诊所看病，她告诉我，自己每天都要面对电脑工作，长时间盯着电脑，导致她的眼睛经常又红又肿的，甚至起了换行的冲动。可是看看自己身边的那些"元老级"的同事们，工作十几年了也没像她这样，那些人肯定是知道怎么养护自己的眼睛。于是就想着看看中医，吃点护眼的方子。

经过一番诊断，我发现她的体内有湿热，之所以眼睛经常红肿疼痛，和她体内的湿热是脱不了干系的。于是我给她推荐了茉莉花茶，让她没事的时候就在办公室泡上一杯，不仅能清除她体内的湿热，而且对眼睛也非常有好处。

连续喝上一个星期之后，小姑娘来诊所谢我，她开心地告诉我说，不仅自己的眼睛红肿疼痛得到了改善，原本爱出油、长痘、暗淡的肌肤也变得光洁了。

茉莉花茶的冲泡方法：取茉莉花5克，枸杞子10粒，冰糖适量。将茉莉花、枸杞子、冰糖一同放入干净的茶杯内，倒入适量沸水，盖盖闷3分钟即可。每天1剂，续水至味淡。

有时间的话，还可以用上述茶材熬粥，具体做法：取绿豆50克，大米50～100克，淘洗干净后放入锅中，倒入800毫升清水熬煮至粥将熟时，放入 5 克茉莉花，继续煮 3 分钟即可。

茉莉花性温，味辛、甘，有健脾理气、清热利湿、疏风明目、降火除烦等功效，它在消肿止痛方面也有非常强的功效。绿茶也能清火解毒，提神明目，利尿，并且绿茶有一定的抗氧化、防辐射功能，非常适合对着电脑上班的白领们。

茉莉花和绿茶一起泡饮，不但能清火燥湿、消除眼睛红肿、疼痛，还能美容养颜。加几粒有明目养肝之功的枸杞子效果就更好了。

在此提醒大家注意一点，茉莉花每人每天的适宜服用量是 3～10 克，但是茉莉花偏温，火热内盛、大便燥结者应慎用。可以将其与有滋阴润燥之功的药材或食材配伍，以中和其温性。

柴胡黄连茶，祛湿热止虚汗

生活中，有那么一类人，他们不用太运动，不用着急上火，稍微一动，或者稍微一着急就会满头大汗，此即为我们平时所说的自汗；还有那么一类人，白天还好，一到晚上就会出汗，梦醒则汗止，此为盗汗，汗液甚至能浸透衣衫和被单。

前段时间有位患者来诊所看病，他的脸色不是很好，而且走近了我还能闻到他有口气。他来看病的时候天气不热，但是我却发现他在一个劲儿地擦着汗。之后我又对他做了一番检查，发现他的舌质红色，舌苔黄腻，于是我问他是不是经常觉得身体很热，夜间总是出汗，他点了点头，而且告诉我说自己的枕巾经常被浸透。

我告诉他，大量运动之后或者在高温的环境之中排汗是正常的，但是如果室内的温度正常而又没进行大量的运动却出汗不止，那就不正常了。夜间睡觉出汗即为盗汗，白天不自觉出汗叫自汗，综合起来就是虚汗。综合他所出现的症状我判断他出现的虚汗是湿热导致的，于是给他开了柴胡黄连方，嘱咐他回去之后按方服药。

柴胡黄连方的构成及用法：柴胡 10 克，黄连 6 克，蜂蜜适量。将柴胡和黄连一同研成末状，装入茶包内，放入茶壶或保温杯中，倒入 600 毫升左右的沸水，闷 20 分钟，晾温之后调入适量蜂蜜即可。每天 1 剂，代替茶来饮用，1 天之内喝完。

此茶之中的柴胡有清虚热之功，能治疗感冒发热和寒热交替症状，它能帮助患者清除出体内多余的热量，进而减少出汗；黄连味苦，苦能泻火，而且它性寒，能归心、肝、胃、大肠四经，而且它还有非常不错的燥湿之功，经常用来治疗肠胃湿热导致的腹泻、呕吐等症。两味药同用，即可有效清除体内的湿热，进而止汗敛汗。那位患者回去之后连续喝此茶半个月之后，出虚汗的症状基本痊愈。

有时间的话还可以用上述药材熬粥。具体做法：取柴胡 10 克，黄连 6 克，一同放入锅中，倒入 400 毫升清水，煎煮到水减半之后取汁，再倒入 400 毫升清水，采用同样的方法煎汁，将两次煎得的药汁兑到一起；取出 100 克大米淘洗干净，放到锅内，倒入 400 毫升清水，煎煮到水快要干的时候，倒入药汁继续熬煮至粥成即可。

但是提醒大家注意一点，此方寒泻苦燥，因此脾胃虚寒的人不宜服用，阴虚津伤者也要慎用，即使湿热、潮热盗汗者也应注意不能多饮，疾病痊愈后停服。

枣菊清蒙茶，祛除湿热治嗜睡

现实生活中，有人失眠，还有人嗜睡，失眠会让人精神不振，浑身无力，降低工作效率。嗜睡同样对人的精神状态有影响，嗜睡的人总是一副没睡醒的样子，在什么地方都能睡着，有时甚至会因此造成经济损失、坐车坐过站、影响正常的工作等。

几年前我接诊过一位嗜睡患者，他告诉我，自己得了嗜睡症，经常在公共场合睡着，前几天去银行办卡，等的时间有些久，他居然坐在椅子上睡着了，这一睡不要紧，醒来的时候自己所排的号早就过了。类似的情形还有很多。不知道的人都以为他晚上打游戏或者玩通宵了，其实没有，他每天晚上都睡得很早，早上醒得也比家里的其他人晚一点。虽然睡得这么多，但是却一点精神都没有，这回就是过来看自己的嗜睡症的。

我看了看患者的舌苔，舌苔黄腻，之后问了他二便情况，他告诉我说自己的小便发黄，大便黏腻。而且我发现他的面色灰暗，多油，牙齿黄。原来是体内脾胃、肝胆都有湿热导致的。

于是我对患者说："你的嗜睡症主要是以下几点因素导致的：体内有湿气，湿气久蕴，或者上火时化热，湿热之气困脾，体内的清气不能上升至你脑部，因此大脑就会处在混沌状态，人就会表现出疲倦、昏昏欲睡等。表面上你睡觉的时间很长，然而实际上，你的睡眠质量并不高，很多时候处在半睡半醒状态。"

思考了一番，我给他开了个治疗嗜睡的方子，以藿香、厚朴、石菖蒲、黄芩、薏苡仁、通草为主药的方剂，有清热化湿、清蒙提神之功，进而治疗湿热嗜睡之症。

大概 1 个月之后，那位患者又来这里复诊，他告诉我说自己的症状恢复得很好，让我再给看看还用不用继续服药。我想了想，回答道："不用继续服药了，我给你推荐了个茶方，回去之后你按方服药就可以了。"于是，我给他开石菖蒲、生酸枣仁、菊花来泡茶，名为枣菊清蒙茶。

枣菊清蒙茶的具体做法：生酸枣仁、石菖蒲各 10 克，菊花 5～6 朵。先将生酸枣仁研碎，石菖蒲研成粗末，一同放到茶包之中，系好；茶包放到保温瓶中，倒入 1000 毫升沸水，盖盖闷半小时；把菊花放到茶杯内，从保温杯内倒出泡好的水泡菊花，泡 3～5 分钟之后即可。边喝边添水，至味儿淡，最好 1 天内喝完。

酸枣仁为众所周知的治疗失眠之品，炒酸枣仁通常用来治疗不睡、失眠，生酸枣仁用来治疗嗜睡；石菖蒲味辛，性微温，归心经和胃经，能活血理气，祛湿散风，开窍清蒙，醒神益智；菊花有清肝火、解肝热之功。将三种药材合用，清除脾胃、肝胆湿热的同时还能清蒙醒神，改善嗜睡，非常适合用来治疗嗜睡症。

也可以用上述材料熬粥，具体做法：取生酸枣仁、石菖蒲各 10 克研磨成粉，和 5 ～ 6 朵菊花、100 克大米一同熬粥，吃之前将菊花挑拣出来即可。

提醒大家注意一点，熬煮此粥的时候不能用铁器，也不能和地胆、麻黄、饴糖、羊肉等同服。伴随着烦躁、汗多、咳嗽、吐血、滑精等症者不宜用石菖蒲，即使用也要在医生的指导下用药，防止诱发不良后果。

酸枣薏苡仁汤，祛湿热又安眠

导致失眠的因素有很多，如心情、药物等，而从中医的角度上说，湿热上行上蒸会扰乱心神，进而诱发失眠。对于类此失眠，清除体内湿热才是根治之法。

前段时间有位患者来诊所看病，他告诉我说，自己已经被失眠困扰好几个月了，自行采用了一些方法调治，但是没有什么效果，安神、治疗失眠的药物虽然没少吃，但是没什么效果。

我见他双眼白红肿，眼珠发黄，脸上泛着油光，而且给人一种灰蒙蒙的感觉。我看了看他的舌头，舌质发红，舌苔黄腻，说明他体内的湿热很重，之所以失眠也是湿热导致的，于是我给他推荐了酸枣薏苡仁汤，嘱咐他回去之后每天晚上临睡前服下。

酸枣薏苡仁汤的具体做法：炒酸枣仁 10 克，薏苡仁 30 ～ 50 克，甘草

5克。薏苡仁淘洗干净之后放到干净的容器内，倒入适量清水浸泡五六个小时；甘草在煮汤之前放到清水中浸泡 15 分钟，同时将酸枣仁研碎，将上述食材一同放入锅中，倒入 600 毫升清水，开大火烧沸，之后开小火熬煮至薏苡仁熟烂即可。吃之前挑出甘草，每天吃 1 次。

此汤之中的酸枣仁有安神之功；薏苡仁是常见的清除湿热的食材，而且效果非常好，配合有清热解毒的甘草，非常适合身体中有湿热的人服用。连续服用 1 个星期之后，患者打电话告诉我说自己的失眠已经得到了显著改善。

如果没有时间熬汤，可以直接将上述材料放到暖水瓶中冲泡。具体做法：每天早晨取 30 ～ 50 克薏苡仁，洗净之后放到保温瓶内，倒入 500 ～ 600 毫升沸水，等到下班的时候放入 10 克炒酸枣仁和 3 ～ 5 克甘草一同研碎，放到有薏苡仁汤的保温瓶内，盖好盖子，轻轻晃动晃动，继续静置 15 ～ 30 分钟即可。

服此汤虽然好，但是服用的过程中要有所禁忌，用酸枣仁汤或酸枣仁的时候要避开防己。肝、胆、脾三经有湿热者，以及患滑泄者均不能用酸枣仁，否则病情会加重，诱发不良后果。

绿豆甘草粥，清除湿热牙不痛

牙龈肿痛和很多因素都有关系：龋齿、牙龈炎、内分泌原因、食物镶嵌等。从中医的角度上说，牙龈肿痛除了和牙病有关，还可能是湿热上火导致的，湿热上火导致的疼痛多集中在牙龈上，伴随着舌苔发黄，有的人还伴随着口舌生疮、口气重等。牙龈肿痛严重的时候，面部都可能出现相应的肿痛。

对于因湿热而出现牙龈肿痛的患者来说，我除了会给他们开清除湿热的药外，还会给他们推荐一些调治的食疗法，绿豆甘草粥就是我经常给他们推荐的食疗之法。

绿豆甘草粥的具体烹调方法：绿豆、大米各 100 克，甘草 10 ～ 15 克。将绿豆和大米淘洗干净之后和甘草一同放入锅中，倒入适量清水熬粥，先开大火煮沸，之后转成小火继续熬煮至粥成，取出甘草，吃粥，每天 1 剂，分成多次吃下。

此粥之中的绿豆可以行走在三焦中，消肿通气，抗过敏，不仅能治疗皮肤过敏和炎症，还能治疗多种湿热导致的口腔疾病，如牙龈肿痛，口角长疮、溃烂等；甘草能调和药性，清热解毒，缓急止痛，对于清火、止牙龈肿痛非常有益。

没时间熬粥的话，也可以泡绿豆甘草茶来喝，效果和绿豆甘草粥差不多的。绿豆甘草茶的具体做法：取绿豆 100 克，甘草 15 克，一同放入保温瓶内，倒入 800 毫升的沸水，盖盖，闷 30 分钟后倒出，代替茶来饮用，不过要注意，此茶要当天喝完，隔夜就不能喝了。

提醒大家注意一点，服用绿豆甘草茶治疗牙龈肿痛的时候，可以让茶汤在口腔内停留几分钟之后吐出来，有助于缓解牙龈肿痛。